続 水素水とサビない身体

ここまでわかった 水素水最新Q&A

日本医科大学大学院教授
太田成男

超高齢社会における諸問題の克服は、「待ったなし」です。
水素水は、その克服に大いに貢献するでしょう。
しかし、そうした貢献を可能にするには、
様々な方面から叡智を結集することが必要です。

ここまでわかった 水素水最新Q&A

はじめに

私たちが、水素の医学的研究を始めたのが、２００５年の1月、最初の論文を『Nature Medicine』に発表したのが、２００７年5月です。水素の効果を公表してから、かれこれ10年近くなることになります。

この間の水素医学の進歩はめざましいものでした。

学術界では、各国で水素の医学的研究が進められるようになり、現在では５００報以上の論文が発表されるようになりました。

多くの国内外の学会から、水素医学について話をしてほしいという招待講演が依頼され、医学界の関心も高くなっています。

また、国内外の学術誌から、水素医学の紹介をする論文の執筆依頼も多くなりました。

それだけではなく、同時に、社会的な認知度も非常に大きくなりました。

この『Nature Medicine』の論文は、学術界のみならず、社会へも大きなインパクトを与えることになりました。何しろ、『Nature』の名は、一般の方の中でも有名です。この論文の発表は、ＮＨＫの『おはよう日本』のトップニュースとして取り上げられ、各新聞紙も大きく取り上げました。

水素水を中心に水素健康関連ビジネスも盛んになっています。

最近は、**「太田教授の論文をきっかけに水素水ビジネスが始まった」**あるいは、**「太田教授が水素水の生みの親」**などと言われるようになったわけです。


ある放送局で東京の100人に「水素水を飲んだことがありますか?」と質問したところ、50人がYesと答えたというのですから、正直驚きです。

確かに、街を歩けば、否応なく「水素」という言葉が目に入ってきます。

その水素が急に認知されるようになったのですから、「水素水はブームだ」と言われれば確かにそうだとは思います。

ブーム、つまり流行は、一時的に興味を持たれ、後にすたれるものということを意味します。

そういう状況の中で、様々な疑問や否定的な意見も出されるようになりました。

しかし、私から見れば、これは「単なるブームではなく、これから社会に根づくための最初の段階」というように思えます。

なぜ、ブームではなく最初のステップと見えるのかというと、**科学的な根拠がしっかりしているからです。**

科学的な真実は、とても強いもので、少しのことでは揺るがないのです。


様々な疑問や否定的な意見の中には、科学の知識がないために生じたものもありますし、何が何でもアンチ水素水という立場の人もいます。

しかし、**まじめに考えて「水素水に効果があるとは、どういうことだろう」と率直に疑問を感じる人も多いのです。**

「水素は、哺乳類細胞に対しては何の効果もない」というのが、2007年以前の常識でしたので、急に常識が変わったと言われても、納得できない人がいても不思議ではありません。

あるいは、新しいものに恐怖を感じるというのは、今まで人類の歴史ではよくあったことです。水素の効果に身構えてしまう、もしくは疑問を持つのも当然のことかもしれません。

私の研究対象は、分子状水素です。あるいは、水素分子とも言います。化学式でいうとH_2になります。一般には、水素ガスとして知られています。

この本では、特に断らない限り、単に水素と呼ぶことにします。この水素は水素燃料発電に用いられ、自動車が走るエネルギー源に使われる水素と全く同じ物質です。

私の研究対象は、水素の医学的応用です。水素ガスだけでなく、水に溶けた水素も研究対象になります。いわゆる水素水です。

この本は、**水素に関する様々な疑問に答えることを目的としています**。水素を水に溶かした水素水が、商品としては一般化していますので、水素水に重点をおいて疑問に答えようと思います。

マスコミでは、よく「水」を題材に挙げることがあります。私たちの身体の最も多い成分は、水ですので、水と健康の関連に興味がある人が多いのは自然です。

良い水を飲みたいという人は少なくありません。マスコミでも取り上げたい題材なのでしょう。

私にも「水」に関する取材がよくあります。しかし、「水」に関する取材という場合には、お断りすることにしています。

「私は、水の研究をしたことがないので取材には応じられません」と言うと、「太田先生は、水素水の研究、つまり水の研究をしているのではないですか?」と怪訝に思われることが多いのです。

そして、別の見方としては、水素水に対する最初の疑問として、「水なんかに、そんな効果があるはずがない」という意見が挙げられます。「水なら高価な水素水でなくても水道水で十分だ」というわけです。また、「水素水はただの水」と非難されることもあります。

水素を高濃度に水へ溶かしたのが、水素水です。後に詳しくお話ししたいと思いますが、水素水は、ただの水ではなく、水素が溶けている水なのです。

砂糖を溶かした水は、砂糖水。食塩を溶かした水は食塩水。砂糖水が甘いのは、水が甘くなったのではなく、水の中に含まれる砂糖が甘いのです。食塩水が塩辛いのは、水に溶けた食塩が塩辛いのです。水が変化して甘くなったり、塩辛くなったりするわけではないのです。

水素水の威力を発揮するのは、水ではなく、水素なのです。

過去には、磁気や電流を通した水が健康に良いのだと言い張る人たちが登場したこともあります。この場合は、水の性質が変化したと考えたようです。しかし、水自体が変わったという科学的根拠はありません。

この考え方は、科学的根拠よりも空想に基づいていると言ったほうがよいでしょう。

最近は、水素水に対して、様々な疑問が出されるようになりました。時には、バッシングと言われるくらい強い否定的な意見もあります。

基本的には、**様々な疑問が出されるということは、歓迎すべきこと**です。注目されなければ、疑問が出されることもありませんし、疑問が出されることによって、よりよくわかる説明ができるようになるからです。

大学の講義や講演会では、質問の時間を設けます。質問によって、何がわからないのかが明確になり、もやもやしたことがすっきりし、考えが深まります。

水素水についても、様々な疑問や批判が出されるたび、「なるほど、そんなふうに誤解されるのか」「なるほど、このように説明しなくてはならないのか」といろいろと思い描くことができます。


水素水に対して様々な疑問が出される、**懐疑的な考えが出されるのは自然なことです。**

水素水の研究の過程、特に初期段階では、私自身の頭の中は、疑問だらけだったのです。また、私と一緒に研究を進めていた人は、もっと懐疑的だったのです。

私と水素の研究を始めたスタッフのひとりは、自分自身がやった実験結果に驚いたと当時のことを振り返って、次のように書いています。

細胞で水素の効果を確かめる前は「水素分子の抗酸化効果？　何を馬鹿な！　直感的にそう思った」。

水素水の最初の動物実験では「水素分子の効果を検証した後でも水素分子を高濃度に含む単なる水に何の効果があろうかと実験前は懐疑的であった」。

別のスタッフも、「教授は何か変なことをやろうとしている。困ったものだ」という顔をしていましたし、「水素の研究は、いかがわしいように思えるのですが……」と、上司にあたる私に、直接意見を述べてきた人もいました。

私は、研究室のスタッフよりも経験が多いので、ひとつの現象に基づいて予見する力は強かったのです。しかし、水素に思い込んで突っ走ってきたというわけではありません。**疑問だらけで、その疑問をひとつひとつ解決するために慎重に慎重を重ねて研究を進めてきました**。

また、研究論文の発表の順序も、結果が出た順に発表するのではなく、納得してもらえるような順を考えて発表しました。用語ひとつひとつを注意深く使いました。

私に触発されて水素の研究を始めたほかの教授たちにも信じられないことが次々現れて困っていました。実験を何度も繰り返したり、バイアスがかからないようにとひとりひとり何を担当しているのかわからない状態にして、最終的にまとめるというスタイルで研究を進めたりしました。

現段階では、水素に関する学術論文は、500報以上になり、少なくとも水素の実験動物に対する効果は揺るぎない真実の領域に達しています。培養細胞を用いて、水素の効果のメカニズムを解明し、病気の動物に水素ガスを吸わせたり、水素水を飲ませたり、水素が溶けた点滴液を注入したり、様々な方法が使われています。

対象となった動物も、マウス、ハムスター、ラット、モルモット、イヌ、ブタ、ウマと普遍的に動物に有効であることがわかりました。

水素の効果を一言で言うと、活性酸素や炎症に関わる病気には、どの臓器でも効果を発揮するということです。しかも、治療効果だけでなく、予防にも有効です。

最近は、農作物にも有効であることが判明しました。

このような効果を発揮するメカニズムは、単純ではありませんが、基本的なところは、だんだんわかってきました。もちろん、まだまだ解明する点はたくさん残されています。

今までの研究結果の中には、**従来の医薬品と水素の効果を比較して、医薬品をしのぐ結果が発見された**例がたくさんあります。しかも、副作用がほとんど認められません。効果が顕著であればあるほど副作用があるというのが従来の常識でしたから、**今までの常識とはずいぶん違います。**

少なくとも、動物実験においては、水素の効果は間違いないと断言できる段階にまで達しています。

これらの研究を実際にヒトに応用するとなると、臨床試験が必要となります。ヒトを対象とすると、さらに慎重に慎重を重ねなくてはなりません。

現在は、先導的研究として臨床試験の20報以上の論文がすでに発表され、これから次々とヒトを対象とした研究成果が報告されることになっています。

おそらく、近い将来には、多くの病気の治療と病気発症のリスク低減について、ヒトに対しても有効であると理解されるようになるでしょう。

ひとつの問題があります。

水素水に対する疑問の中には、**法律的な問題と科学的な問題を混同**したために生じたものもあります。

確かに、科学的に水素の有効性が証明されても、実際に国民がその恩恵を受けるようになるには、商品が販売されなくてはなりません。そのためには、また多くの段階を必要とします。

水素は今までの常識と異なる点が多いので、**現在の法律の枠からはみ出てしまうことが多い**のです。

日本の法体系では、我々が口にする飲食物は、食品か医薬品のどちらかです。健康な人へは食品。病人を治療するのが医薬品です。

健康食品という言葉は法律で定義された言葉ではなく、効果・効能を期待させる明確な表現はできません。**たとえ、効果・効能があっても効果・効能を標榜して販売してはならないというのが、我が国の法律**です。

医薬品のみが、効果・効能を標榜できるというのが、建前になっているからです。

現段階では、水素水の商品は清涼飲料水の範疇の食品です。「ただの水」ではなく、水素が入っている清涼飲料水です。**水素水という清涼飲料水を販売しても、法律的には何の問題もありません。**

また、水素ガスは、食品の形状をしていないので、体内に吸入してはダメだという規制はないようです。安全性という点で問題になる可能性は少なからずあるでしょう。

科学的真実は、社会の仕組みによって変わることはありません。

しかし、水素水の効果がますます明確になって、科学的真実の域に達しても、人類がその恩恵を受けるのは、**社会的な合意が必要**なのです。

我が国は、世界ではじめて**超高齢社会に突入**しました。日本は2007年には、総人口に対して65歳以上の高齢者人口が占める割合が21・5％となり、超高齢社会になりました。今後も日本の高齢化率は上昇傾向が続くとみられ、総務省の推定では、２０２５年には約30％、２０６０年には約40％に達するとみられています。

超高齢社会における諸問題の克服は、「待ったなし」です。あらゆる叡智を結集して対応しなくては、社会が崩壊してしまいます。医療費の問題が最も大きなテーマのひとつで、**治療よりも予防に力を注がなくてはならない**ことは、誰の目にも明らかです。

しかし、**食品によって病気を予防すると標榜して商業活動をしてはならないのが、現在の法律**です。

法律は、人間社会が作り出したものですから、国によって異なることはよくあります。新しく法律を作ることも、法律を変えることも可能です。

規制の仕方によって、法律の判断基準が異なることもありえます。また、解釈を緩めることも、ありえないわけではありません。

水素については、様々なレベルで誤解があります。

この本では、以下のような様々なレベルでの誤解をひとつひとつ解説したいと思います。

（1）水素の効果に科学的根拠がないと思っている人へ
（2）メカニズムが解明されないかぎり効果があるとは認めない人へ
（3）水素ガスには効果があると認めるけれど、水素水には効果がないと考える人へ
（4）制度の問題と科学的真理を混同している人へ
（5）動物には効果があることを認めるけれど、ヒトには効果がないと考える人へ
（6）病気の人への治療効果は認めるけれど、健康な人には効果がないと考える人へ
（7）治療効果はあることは認めるけれど、予防には効果がないと考える人へ

(8) 水素には効果があると認めるけれど、商品には効果はないと考える人へ

私は、今までの研究成果から判断して、**水素ガスと水素水は、それぞれ様々な病気の治療と予防に大きな役割を果たせる**と確信しています。

しかし、その恩恵を受けるためのステップとして、**社会的合意**も緊急に形成しなくてはならないと思っています。この本が、水素水を理解するというだけでなく、**超高齢社会の問題点を考える契機**になっていただければ幸甚です。

2017年1月　川崎市武蔵小杉にて

目次

第2章

水素の効果・効能——科学的根拠に基づいて 49

第3章

水素水への疑問と誤解 Q&A 83

第4章

水素水が効果・効能を発揮するメカニズム

第5章　水素医学の未来　145

第1章

水素水「基本のき」Q&A

まず、最初に水素とは何か？　水素水とは何か？　について、Q&A方式でお話しすることにしましょう。水素水の効果を理解するには、水素の性質や水素水の性質を理解するのが第一歩となります。意外と様々な誤解が多いので、「基本のき」から始めましょう。

基本的なことは知っているよ、という方は、第2章から読み始めてもいいでしょう。

Q A

水素水とは何ですか？

水素を高濃度に水へ溶かしたのが水素水です。

ここでいう水素とは、水素分子のことです。または分子状水素ともいいます。一般には、水素ガスとして知られています。化学式でいうと皆さんがよく知っているH_2です。

水素を溶かす方法はいくつかあるのですが、どの方法で水素を溶かすかは問題ではありません。一般にガスは圧力が高いとよく溶けるので、圧力をかけて溶かす方法がよく使われます。

ところで、砂糖を溶かした水は砂糖水、食塩を溶かした水は食塩水です。砂糖水が甘いのは、水が甘くなったのではなく、水の中に含まれる砂糖が甘いからです。水が変化して甘くなるわけではないのです。

よく「水に何か効果があるはずがない」と言う人がいますが、**効果があるのは、水ではなく水素**なのです。

Q A

水素は水に溶けますか?

はい、**ちゃんと溶けます**。水素は1気圧、21度Cで1リットルの水に1・6mg溶けます。1リットルの水は1kgですので、1・6ppmの濃度ということになります。1ppmは、重さで100万分の1のことです。

水素は宇宙で一番軽い分子ですので、重さで示すと少ない値になってしまうので、あまり溶けないように誤解されるようです。しかし、分子の数にすれば、酸素の3分の2くらいの数の分子が溶けます。

溶ける水素が少なすぎると言う人がいますが、**少ないか多いかは、その作用の仕方によって決まります**。ホルモンなどはごく微量で作用しますよね。

また、魚は大群でも、水に溶けている酸素で十分呼吸できますから、酸素は**水の中に「大量に溶けている」**と言えます。それと同じくらい溶ける**水素も「大量に水に溶ける」**と言えます。

A Q

中学校の理科では「水素は水に溶けない」と習ったのですが……

中学校の理科では、水を電気分解して、水素ガスと酸素ガスを生じさせます。水は、酸素原子と水素原子から成り立っていることを理解させるためです。実験では、水素ガスと酸素ガスを水の中で集めます。水上置換と呼ばれる方法です。

この時、「水素ガスや酸素ガスは水に溶けないので……」あるいは「水に溶けにくいので……」と説明されます。それは、二酸化炭素やアンモニアのような量は水に溶けないという相対的な意味です。

酸素が水に溶けるのは、誰でも知っています。

もしも、水上置換で集めるから、**水素は水に溶けないというのでしたら、酸素も同じように水に溶けない**ということになってしまいますね。

Q A

水素が水に溶けているとはどういう状態ですか？

水素分子（H_2）は、ひとつの粒子と考えてください。水分子（H_2O）は、もっと大きな別の粒子だと考えてください。このふたつの粒子は、お互いに引き合うこともほとんどなく、反応しあうこともありません。水分子と水分子の隙間に、水素分子が入り込んで漂っている状態だと考えればいいでしょう。

水はH_2Oなので、水にも水素があるかのような説明をする人がいますが、水分子と水素分子は別々に動いていると考えてください。

水素結合という結合のおかげで、水素は水に引っ張られ、水の中に安定に保たれると考える人がいるそうですが、それは、間違いです。水と水は水素結合で引き合っていますが、水素同士は、水素結合で引き合っているわけではなく、また、水と水素が引き合っているわけでもありません。

専門的な厳密な話になると、水素水の中では、水素と水には、van der

Waals力という非常に弱い力が作用しています。

酸素を例にとって考えましょう。魚は水の中の酸素を使って呼吸をしています。私たちは、空気中の酸素を吸って呼吸しています。空気中の酸素も水の中の酸素も同じものだということがわかるでしょう。水素の場合も、水に溶けている水素とガス状の水素は全く同じものです。

ところで、水素の性質として、温度の変化によって溶け具合はあまり変化しないことが挙げられます。80度Cでも20度Cの半分くらい溶けます。比較的高い温度でも水素は溶けていますので、水素のお風呂にも利用できるわけです。温かいお茶やコーヒーにも使えます。

A Q

水道水にも水素が入っていると言う人もいますが、本当ですか？

「水の化学式はH_2Oだから、水素は普通の水の中にも入っているんじゃないの？」と言う人がいます。しかし、水素水は、水分子（H_2O）という粒子に水素分子（H_2）が混じり合っている状態で、水（H_2O）が体内で水素と酸素に分離することはありません。

純水には、酸素分子も水素分子も含まれていません。

沸騰させてさました水では、酸素がなくなりますので、魚は窒息死してしまいます。水（H_2O）から酸素（O）を取り出すことができないからです。同じように、水（H_2O）から、水素（H）を取り出すこともできません。

過日、あるテレビの情報番組で、水素水を紹介するコーナーがありました。全体的には、きちんと取材や測定をするなど好感の持てる番組でした。番組では、水素が入っていない「自称水素水」を紹介していましたが、そのインチキ水素水を当局が取り締まれない理由として、「水道水やミネラルウォーターにもごく微量の水素が入っているから」という説明がなされていました。

問題は「ごく微量」というところにあります。「ごく微量」と聞いた視聴者はどういうイメージを浮かべるでしょうか？　100分の1、あるいは1000分の1という程度でしょうか？　しかし、実際に水道水やミネラルウォーターに含まれる水素の量は、市販の水素水の100万分の1から2000万分の1ほどなのです。100万分の1の水素が検出されたからといって、「ごく微量入っている」という表現を使えば誤解を招きます。いや、誤解を招くというよりは、間違った情報と言ってもいいと思います。

なぜ、水道水にも市販の水素水の100万分の1から2000万分の1の水素があるのかというと、空気中に100万分の1から2000万分の1くらいの水素が存在していて、その水素が水道水にも溶けるからです。

角砂糖10個をプールに投げ入れても、そのプールの水は砂糖水とは言わないのと同じです。

Q A

水素は測定できますか?

はい、**水素はちゃんと正確に測定できます**。水素には色もありませんし、匂いも味もありません。そのため、人間の五感（視覚、聴覚、触覚、味覚、嗅覚）では、水素の量を感じることはできませんが、測定器械によって正確に測ることができます。

水素ガスならガスクロマトグラフィーという器械、水素水なら水素電極センサーで測定します。**測定できないものは、科学（正確には実験科学）の対象になりません**。水素水の場合でも、水から水素を追い出して、ガスクロマトグラフィーで測定する時もあります。血液や臓器に含まれる水素は、気体として取り出して、ガスクロマトグラフィーで測定する場合もあります。

ともかく、**水素量を正確に測定できないのでは、科学になりません**。

Q A

コップに入れた水素はどのくらいの早さで抜けていくのでしょうか?

水素は、時間の経過とともに水の中から抜けて消えていきます。**水素水をコップについで3時間くらい経つと、水素は抜け出て半分になります。**けれども、3時間で約半分ですから、1秒を争って飲む必要はないわけです。私はいつも、コップについで飲んでいます。水素は抜けやすいというのは事実ですが、フタを開けた瞬間になくなるということはありません。ここでいうコップとは、普通のガラスのコップのことで、口が広いコップの場合は、もっと早く抜け出てしまいます。

アルミパウチの水素水の場合は、飲んだ後、パウチを押して、容器内から空気を追い出し、注ぎ口ギリギリまで水素水を押し出してフタをすれば、かなり保存できます。できれば1日で飲みきるほうがいいでしょう。

Q A

「容器入りの水素水は開封したとたんに水素が逃げてしまうので、水に溶けた水素を摂取することなどほとんど不可能」と言う人がいますが、本当ですか？

水素は小さいので、非常に動きが速いのです。真空中では、1秒間で1・7㎞という速さで動きます。時速に直すと6000㎞になり、音速よりも速いということになります。しかし、あくまでも真空中の話で、水中や空気中では、ほかの分子とぶつかりあいながら動くため、そんなに速く移動できるわけではありません。

真空中の話と水中での話を混同させているのだと思われます。先ほど話しましたように、水素水をコップについで3時間くらい経つと、半分になるくらいのスピードで水から出てしまいます。

でも、水素がほかの物質に比べて非常に速く移動するのは事実で、**この速い動きによって、生体内で効果的に威力を発揮します。**

「ウチの水素水はほかの水素水と違う」という謳い文句は本当ですか？

「私のところの水素は、ほかの水素とは違う」「うちの水素水は、水素が抜けにくい」という宣伝がよくありますが、実際に測定してみると大きな差があったことはありません。

ほかの製品との違いを強調したいのはわかりますが、事実を曲げるものと言われても仕方ありません。

ただし、水素ガスの小さな泡が1㎜の1万分の1よりも小さくなった泡の場合は、小さな泡が水の中を漂うことになりますので、かなりの長い時間、水素を水の中に維持することができます。これをナノバブルといい、将来的には、水素ナノバブルが登場する可能性はあります。

「フタを開けても一定期間水素が保たれます」という宣伝を目にしたことがありますが、実際は「フタを一度開けてからフタを閉めて一定期間経っても水素が保たれている」ということだそうです。消費者に誤解を与える宣伝ですね。

販売されている水素で、もし「私の方法で作った水素」は、「抜けない」とか「煮ても抜けないので料理にも使える」と宣伝文句にあったなら、**それは水素ではない**ということです。

ただし、水素水を料理に使った場合、最初の段階では水素があるので、味などに影響する可能性はあります。今後の興味深い課題です。

Q A

水素水を飲むと、水素は体内に吸収されるのでしょうか？

はい、**水素水を飲むと10分くらいで身体に吸収されます**。そして余分な水素は、水素ガスとして1時間くらいかけて呼気として排出されます。

水素の体内での動きはキチンと測定することができます。

一般に食物は消化されて小さな分子となり、主に小腸から吸収されます。ブドウ糖はブドウ糖用の仕組みがあって、そこから吸収されます。アミノ酸はその種類ごとに、それぞれの仕組みがあって吸収されます。ところが、体内には、水素を吸収するための専用の仕組みはありません。**水素は全く別の原理の「拡散（diffusion）」によって体内に入る**のです。スピードは違いますが、原理は、おでんに味が浸み込んでいくのと同じです。

体内に入り込んだ水素は、血液にも溶け込みますので、水素は血流にのって全身を循環し、各臓器に届きます。

Q A

薬を水素水で飲んでも大丈夫ですか？

はい、大丈夫です。

水素の性質から判断して、どの薬にも作用しないはずで、水素水が薬の効果をなくしたり、有毒物に変化させたりしないはずです。安心して、薬と飲んでいいと思います。

実は、薬を水なしで飲むと、薬が食道を通過する時に食道の粘膜に直接付着したりして、ヘタをすると、食道炎という予期せぬ副作用を招きかねません。さらに、水と一緒に薬を飲むことで、薬は胃の中で水に溶け、吸収されやすい形になります。特に、胃の活動が弱くなったお年寄りの場合は、胃の中で薬が一か所に固まることにより、胃潰瘍を起こすことがありますので注意が必要です。

水素水には、**炎症を抑える作用がありますので、薬を飲む時には、むしろ水素水で飲むことが適している**と考えられます。

Q 水素は皮膚からも吸収されますか？

A

はい、吸収されます。水素が溶けたお湯（水素風呂）に身体をつけると、水素は皮膚から吸収されて、全身を巡ります。10分くらいで体内に入り込み、血流にのって全身を巡る程度のスピードです。

水素が吸収されるというよりも、皮膚も通り抜けてしまうと考えたほうがいいでしょう。

ペットボトルのような容器に入れておくと、水素がなくなってしまうのは、水素という小さな分子が、**プラスチックの隙間を通り抜けてしまうか**らです。

脳には血液脳関門という関門があって、余分な物質は脳に入らない仕組みがあります。しかし、水素は拡散によって、脳の中まで入り込みます。

Q A

水素は胃の中でなくなりませんか？

水素は、胃液と反応してなくなることはありません。

胃の中には、胃酸や酵素があって、しかもほかの食物や飲み物が混じっていますから、水素はなくなってしまうのではないかという印象を持たれる方も多いと思います。

胃の中は酸性ですが、**水素は酸とは反応しません**。また、胃の中にある消化酵素によって消化されることもありません。

ちなみに、水素はアルカリとも反応してなくなったりしません。つまり、水素は少々のことでは、体内からなくなったりしません。

ゲップで水素ガスとして外に出されないかぎり、**水素は１００％、口内、食道、胃、腸から体内に吸収されます。**

Q A

水素水は容器内に保存できますか？

水素は小さいため、プラスチック類は通り抜けてしまいます。ペットボトルに入って売っている「自称水素水」から、水素が検出されたことは一度もありません。

ゆっくりではありますが、鉄も通り抜けます。**水素が保てるのは、アルミニウム**だけなので、水素水は、アルミニウムパウチやアルミニウム缶で売られています。このアルミニウム膜はプラスチック膜で覆われているので、水素水は直接アルミニウムと接することはありません。

また、最近は様々な工夫によって、アルミニウムをはめ込んだプラスチックなどが開発され、アルミパウチのプラスチック部分からも水素が抜けにくい製品も出てきています。**年々水素を保つ方法が工夫されているので、水素水の水素濃度は向上しています。**

Q A

水素水には何か危険はありませんか?

水素は密閉して4%以上の濃度にならないと火をつけても燃えませんし、爆発もしません。水素水は、水の中を小さな水素が漂っている状態なので、**水素水に火を近づけても燃えません。**

ところで最近は、水素風呂を作るのに、やたら多くの水素ガスを発生させる商品が登場してきましたし、水素ガス吸入用の水素ガス発生装置も販売されています。

私は、当初「安全だ。心配することはない」と強調してきましたが、水素を使う人が増えるにつれて、心配になってきました。

水素人気にあやかって多量の水素ガスを家庭で発生させる商品も出回っていますので、その危険性も頭の中に入れておいてください。

A Q

水素には毒性はありませんか?

水素（H_2）の安全性については、1995年に厚生労働省が、水素を安全な既存食品添加物として承認しています。当時は192番でしたが、現在は168番です。つまり、約20年間で、一度承認された192品目で24品目が安全性の問題で脱落していますが、水素はちゃんと残っています。厚生労働省は、食品添加物の安全性について食品安全委員会による評価を受け、人の健康を損なうおそれのない場合に限って、成分の規格や、使用の基準を定めたうえで、使用を認めています。米国のFDA（食品医薬品局）でもGRAS（Generally Recognized As Safe＝一般に安全と認識される）として、食品として安全なものと承認されています。

また、余分な水素はガスとして体外に出ますので、過剰に蓄積されることはありません。

安全性の問題は決着済みと言っていいでしょう。

第2章

水素の効果・効能
——科学的根拠に基づいて

この章では、水素水だけでなく、水素ガスの吸入効果と水素点滴液の注射も含めて紹介します。

水素水の飲用と水素ガスの吸入の共通点と違いについては、第4章でお話ししたいと思います。

水素は「がまの油」？

水素と水素水の医学的効果は、今までの常識を超えるものです。

医薬品は、特定の場所に特定の効果を示すというのが常識です。ひとつの効果しかないと思っていたのが、ほかの症状にも効果があるということが判明することはあっても、何にでも効果があるというのは、少なくとも西洋医学では非常識です。

医薬品が何にでも効くと言えば、少なくとも西洋医学では「私は詐欺師です」と白状しているようなものです。

筑波山のがまの油売りの口上を聞いたことがあるでしょうか？

「サアーサアーお立ち会い。ご用とお急ぎでない方はゆっくりと聞いておいで」「この油の効能は、ひびにあかぎれ、しもやけの妙薬、まだある、大の男の七転八倒する虫歯の痛みもぴたりと止まる、まだある出痔、いぼ痔、はしり痔、はれもの一切、そればかりか刃物の切れ味を止める」

実際にがまの油にこのような効果があるのかどうか、私は知らないのですが、西洋医学では、医薬品では、こんなことはありえないというのが常識です。

水素には、多くの効果があるというと、がまの油じゃあるまいし、と疑いを持たれてしまうわけです。

しかし、水素医学の研究によって、**非常に多彩な症状に対して効果がある**ことがわかってきました。

研究が進むにつれ、**研究を始めた時に想像していたよりもはるかに多くの効果がある**ことがわかってきたのです。

最初は、水素の抗酸化作用に注目していたのですが、**炎症を抑える作用、アレルギーを抑える作用、エネルギー代謝を活発にする作用、細胞死を抑制する作用**があることが次々と発見されました。

抗酸化作用については、水素の直接の抗酸化作用だけでなく、水素が体内になくなった後でも、**長時間にわたって抗酸化作用を示す**こともわかってきました。

これらのメカニズムについては、第4章で解説することにします。

モデル動物の研究は400にも及ぶ

とにかく、単純な分子のはずの水素が、様々な作用を引き起こすことが、培養細胞と動物実験により明らかになってきたのです。

研究は、培養細胞を使った研究、モデル動物を使った研究と進みます。

モデル動物というのは、特定の病気を人為的に作り出した動物です。遺伝子を改変する場合もあるし、特定の試薬を導入したり、特定の食餌を与えたり、狭いところに押し込んでストレスを与えたり、様々な方法で、強制的に病気を起こさせて、薬剤などの効果を調べるわけです。

動物愛護の人からは、けしからんと叱られそうですが、実験では、動物にも様々な配慮をします。無駄に動物を殺してはいけないので、**最小限の動物で結果が出るようにデザインする**のです。実験対象となる動物の数が少ないからといって、信頼度が低いなどと言ってはいけないのが、現代の常識です。

残虐な実験は、動物に対してでも許可されません。また、動物に対しては、動物慰霊祭を開催して、動物の協力に感謝します。

このように動物の犠牲のもと、医学研究は進められ、**水素の効果についても400に近いモデル動物の論文が発表されました**。水素の摂取の方法として、水素ガスを吸わせたり、水素を溶かした液を注射したり、水素水を飲ませたりして、その効果を評価します。

もちろん、水素水を飲ませる研究では、水素を含まない水を対象として飲ませます。水素水と水道水を比較してはなりません。例えば、水道水に含まれる塩素の違いによって影響を受けて、結果が違ったら大変です。水素水から水素を抜いた水と元の水素水を比較するのが、きちんとした実験系です。

今まで報告されたモデル動物の病気の種類の数は、150くらいです。使われた動物は、**マウス、ハムスター、ラット、モルモット、イヌ、ブタ、ウマ**といった、小型動物、中型動物、大型動物です。

対象となった臓器は、脳、神経、眼、耳、筋肉、口腔、胃、腸、心臓、血管、精巣、血液、

膵臓、肺、腎臓、肝臓、皮膚、骨と、ほとんどすべてです。

水素はどんな病気に効果があるのか？

従来の医薬品では、特定の臓器に特定の効果・効能を示すのが常識です。その意味で、**従来の常識をしのぐことが起きているのは確実**です。

水素が効果を示す全部の動物実験結果を一挙に紹介することは、紙面の関係上できませんが、どんな病気に効果があるのかを、まとめてみましょう。

（1）脳梗塞、心筋梗塞、心肺停止蘇生、臓器移植などの**虚血再灌流障害**。血流がいったん停止した後に血流を再開した時の障害で、救急医療の領域です。心肺停止蘇生では、**命を護るだけでなく、脳も護ってくれる**ので、ほかの治療法よりも優れていると期待されています。

（2）炎症の抑制。**炎症を抑制する効果は、急性と慢性とを問わず**、様々な病気モデルで見られます。救急医療では感染によってショック死を起こす敗血症、または多臓器不全。歯周病でも炎症を起こしており、水素水で抑制されます。**自己免疫疾患、老化も慢性の炎症が大きく関わっている**ことが明らかにされています。症状としては、アレルギー、リウマチ、喘息、アトピーも改善します。

(3) パーキンソン病や認知症などの**神経が消失する脳変性疾患**。精神疾患。脳の神経細胞が死滅することによって生じる病気で、酸化ストレスが原因のひとつなので、水素によって酸化ストレスを軽減することによって、**予防と治療効果が期待できます**。また、身体的ストレスや外傷による神経細胞の損傷を抑制し、痛みを軽減します。

(4) メタボ。糖尿病、動脈硬化、脂肪代謝異常、高血圧、肥満症に効果が認められます。**代謝を亢進するので、メタボ関係全体が改善します**。その他、運動機能の向上や生活の疲労も改善します。

大きく分けると、このような4つに分類できます。**この4つは、全く異なる病気です**。

その他、

(1) 一酸化炭素中毒の解毒、抗がん剤の副作用軽減、腎症軽減。麻酔薬を含めた多様な薬物の解毒。血液透析による障害軽減。

(2) 骨粗鬆症、筋疾患、老化や薬剤による難聴、火傷、傷、床ずれの改善。

（3）放射線障害の抑制。
（4）病気ではありませんが、老化の抑制。

このように、**全く種類の違う病気に対して、水素の効果があることが動物実験によって示されました**。

あまりに多い種類の症状に効果があるというのは、今までの常識では考えられませんでした。

「万病に効く」とは言いませんが、現段階では「モデル動物では**百病に効く**」と言えるでしょう。

しかも、これらの効果は**今まで経験したものよりも顕著だというのが、水素研究者のほぼ一致した意見**です。そのため、実際の医療へ使えるのではないかと期待がふくらむわけです。水素という風変わりな物質の効果に興味があるというよりも、その効果が顕著であるからこそ、研究の価値があるのです。

例えば、90％のマウスが2週間以内に死亡するという強度の放射線を照射しても、水素水を事前に飲ませていると、同じ強度の放射線でも2週間後に10％しか死亡しませんでした。その後も80％が生き残りました（『J. Radial Res., 2010; 51: 741-747』）。あまりに顕著な効果を示していたので、本当かなと思って私の研究室でも放射線への効果を確認したこともあります。

水素の多様な効果は一種のパラダイムシフト

２００７年に私たちが論文を発表するまでは、分子状水素は高等生物に対しては何ら効果がないというのが常識でした。そのため、９年半（２０１７年1月現在）を経た現在も「水素には何ら効果がないはずだ。ありえない」という**過去の常識にとらわれてしまう人がいるのは、不思議なことではありません**。

分子状水素（H_2）の高等生物に対する多様な効果は、まさしく一種のパラダイムシフトと言えます。

パラダイムシフトとは、その時代や分野において当然のことと考えられていた認識や思想、社会全体の価値観などが革命的にもしくは劇的に変化することをいいます。パラダイムシフトの例として、天動説と地動説の例があります。天動説が支配的な時代は、それが常識となっていましたが、その前提では解決できないような発見がされるようになります。例えば、惑星の動きは天動説では説明しがたいものでした。このような当時の常識では説明できない問題が累積してくると、常識に反する考え方の中に問題を解決できる概念が現れ、新しい概念によって説明できる事例が増えていくことになります。そしてある時期に、新パラダイム（地動説）を拠り所にする人の数が増えて、それを前提にした研究が多く行われるようになります。こうして、新しいパラダイムが定着するようになります（パラダイムについてはトーマス・クーン『科学革命の構造』〈みすず書房〉を参照）。

パラダイムシフトにより過去の常識が完全に否定された時でも、新しい常識をなかなか受け入れられない人が多かったのが歴史的事実です。

水素の研究はミトコンドリア研究の一環だった

私が、このような不可思議とも思える現象を比較的すんなり受け入れることができたのには、理由があります。

私は、かれこれ40年間ミトコンドリアの研究を進めてきました。

水素の研究もミトコンドリア研究の一環として、２００５年に始めた研究です。

ミトコンドリアは、赤血球以外のすべての細胞にあって、エネルギーの素を作り出しています。同時に、ミトコンドリアからは体内で発する全体の90％の活性酸素が放出されます。

水素が、あらゆる臓器であらゆる症状に効果がある、という従来の常識とは異なる概念を受け入れる感性は、ミトコンドリア研究、特に、ミトコンドリアの病気に関する研究によって培われました。

ミトコンドリアに異常が生じた時は、全身に異常が生じますが、非常に複雑です。**あらゆる臓器に、あらゆる時期に、あるゆる症状が複雑に生じる**のです。

そのため、**水素が、あらゆる臓器に、あらゆる時期に、あるゆる症状を改善した**としても、ミトコンドリア病の症状を知っている私にとっては、受け入れやすい現象だったのです。

私だけでなく、水素医学の中心を担ってくれている研究者の中には、**ミトコンドリアの研究をしていた人が多い**のです。

新しい研究によって新しい概念を形成して受け入れるためには、それまでの知識と経験の蓄積という必然性があるものなのでしょう。

水素の効果は治療だけにとどまらない

動物実験で、治療効果を調べるには、心筋梗塞、脳梗塞、心肺停止蘇生など、病気を起こさせて、治療時に水素ガスを吸わせます。

病気を発症させ、水素ガスの吸入効果を調べたい時は、できるだけ、医療の現場に近い状態を再現させるように努めます。例えば、心肺停止した時に、隣に水素ガスボンベがあるわけではありませんから、心臓の拍動を再開した後に病院で水素ガスを吸わせるなどのタイミングも**現実の医療現場に即した病状を再現するのが、実用化への近道**です。

また、何が重要なのかを考える必要もあります。例えば、心肺停止蘇生の場合は、命を護ると同時に社会復帰を可能にすることが大切です。実際、水素ガスを吸入すると、心肺停止蘇生後も脳を護ってくれることに注目しました。

一方、動脈硬化を起こしやすいマウスには、早い時期から水素水を飲ませておくと、動脈硬化が起きにくくなることが示されています。これは、**予防効果です**。

パーキンソン病のモデルでは、水素水を飲ませてからパーキンソン病を引き起こさせる処理をすると、**ほとんどパーキンソン病の症状は表れませんでした**。このような予防効果が生じた例はありません。そのくらい、**顕著な予防効果**でした。

また、パーキンソン病を起こさせてから、水素水を飲ませても改善効果、つまり治療効果が認められました。この場合は、**予防にも治療にも効果がある**と言えます。

認知症モデルマウスでは、記憶障害が起きる以前から水素水を飲ませると、記憶障害の程度が低くなります。記憶障害が生じてから、水素水を飲ませるとやや改善します。この場合は、**予防にも治療にも効果があるけれども、予防効果のほうがより期待できる**と言えます。

水素が代謝を活発にすることを証明するには、高脂肪食を食べさせたり、食欲を抑えられずに食べすぎて肥満になるマウスなどを使います。代謝の亢進の**メカニズムは、詳細に調べられています**。**代謝の活発化は、メタボの予防につながります**。

アンチエイジングについては、培養細胞において、**老化を示唆する現象を抑制することが、報告されました**。また、認知症モデルマウスや高脂肪食を食べさせて寿命を短くしたマウスに、**水素水を飲ませると平均寿命が延びました**。しかし、最長寿命はほとんど変化しなかったので、今後、水素水を飲む社会となっても150歳の人たちがたくさんいることにはならないでしょう。**寿命が尽きるまでは健康に生活できますが、天寿の長さまでは影響しない**ようです。

このように、**水素の効果としては、治療効果と同時に予防効果を示すものも多い**ので す。**原因療法は予防と境がない連続的なもので、治療と予防は、本来別々のものではないのです。**

動物実験の結果から判断すると、水素水はどちらかというと病気が起きてから症状を改善するというよりも、**予防に利用するほうが適している**ように思います。

つまり、ヒトの慢性の病気には、安全で安価で日常的に摂取することが可能な**水素水の飲用**が適していると、動物実験の結果は示唆しています。一方、**急性の病気の治療のためには、水素ガスを吸わせるほうが有効**でしょう。

日本や中国で始まった水素農業

次に植物への効果です。

私は、当初植物にまで効果があるとは想像さえしていませんでした。

でも、植物も動物も同じ生物ですから、水素の効果があっても不思議はありません。以下のような効果が報告されています。

（1）野菜と穀物の生育促進
（2）病気や害虫、塩害に対する耐性獲得
（3）良質の野菜：味、成分
（4）穀物・野菜の保存
（5）出芽の促進、開花の調節

中国では、大きな農場で、水素農業が始まっていますし、日本でも農林水産省の補助の下、水素の農作物への研究が進んでいます。

こんなに都合のいいことがあるのだろうか、と私も不思議に思ってしまうくらいです。

水素は医療だけでなく、**様々な分野に貢献する**ようになるでしょう。

10年以内に20報もの臨床論文は異例

次に臨床試験です。

2007年に私たちが、水素医学に関する最初の論文を発表して9年半（2017年1月現在）。わずか、9年間でヒトを対象とした水素の効果に関する臨床試験の英文の論文が20報以上も発表されました。最初の論文から、**わずか9年間でヒトを対象とした臨床試験がこのように次々発表されるのは、異例の速さです**。現在、投稿中や作成中の論文もあり、今後次々とヒトに対する臨床試験が発表される予定です。これから水素ガス吸入の脳梗塞に対する臨床試験の結果や軽度認知障害に関する結果が発表される予定です。

大学主導の研究で、最初の論文が出されてから10年以内に20報もの臨床論文が出された例は、少なくとも私は知りません。

まとめてみると、ヒトを対象とする研究成果は、以下のように発表されています。被験者の人数と、水素摂取の方法について、水素水の飲用なのか、水素ガスの吸入なのか、点滴液の注射なのかを記載しています。ここでかなりの数で記載されているＤＢとは、二重盲検試験の結果です。二重盲検試験とは、患者さんも、家族も、医師も、ナースも、水素水なのか、ただの水なのかをわからないようにして効果を調べる方法です。この方法によって、プラシーボ効果（第３章Ｐ.97をご覧ください）ではないことを確認できます。

（1）虚血再灌流関係（急性疾患）
脳虚血（腹腔注射）（人数38）
心肺停止蘇生（水素ガス）（人数5：統計解析なし）
（2）炎症抑制
炎症性またはミトコンドリア性筋症（水素水）（人数31）ＤＢを含む
関節リウマチ（水素水）（人数20）
関節リウマチ（関節注射）（人数24）ＤＢ
歯周病（水素水）（人数13）ＤＢ
運動後の筋肉痛（水素入浴）（人数20）ＤＢ
（3）脳神経変性疾患
パーキンソン病（水素水）（人数17）ＤＢ

（4）メタボおよび代謝関連

2型糖尿病と境界型糖尿病（水素水）（人数30）ＤＢを含む

メタボリックシンドローム（水素水）（人数20）

脂質代謝異常（水素水）（人数20）

脂質代謝異常（水素水）（人数68）ＤＢ

静脈血流改善（水素水）（人数34）ＤＢ

運動による乳酸血症（水素水）（人数52）ＤＢ

筋肉疲労と血液乳酸（水素水）（人数10）ＤＢ

肥満解消（論文発表予定）（人数10）ＤＢ

（5）その他

慢性腎不全（血液透析）（人数29）

間質性膀胱炎（水素水）（人数30）ＤＢ（自覚症状のみの効果）

放射線治療の副作用軽減（水素水）（人数49）

圧力皮膚潰瘍（床ずれ）（水素水）（人数22）

紫外線による皮膚障害（水素ガス）（人数28）

慢性Ｂ型肝炎（水素水）（人数60）ＤＢ（酸化ストレス軽減効果のみ）

運動による筋障害（サプリメント）（人数36）（統計的有意差なし）
シワ、肌のつやなど（水素入浴）（人数6）（統計解析なし）
疲労（水素水）（プレスリリースP.78のコラム参照。論文発表予定）

こうしてみると、動物実験で証明された結果が、ヒトに対しても同じように得られていることが見てとれます。このような経過をみると、動物実験で顕著にみられた効果は、**ヒトにも効果を示すと推定できます。**

ここでは、英文の論文を主に示しましたが、日本語、韓国語、中国語の論文もかなりあります。

インターネット上では、水素水の効果については動物実験にとどまっていると誤解している人もいるようですが、実はこんなに研究が進んでいるのです。

臨床試験への参加者の数と信頼性の関係

最近の水素水の臨床試験の結果に対して「参加者が数十人のごく小規模で信頼性が著しく低い試験結果でしかありません」と論評する人たちがいます。

本来は、信頼性は参加者の人数よりも、研究のデザインによるものです。しかし、あまりに専門的になりすぎるといけないので、ここでは参加者の数と信頼性の関係にしぼって話をしたいと思います。

「ＥＢＭ（Evidence-Based Medicine, 根拠に基づく医療）の実践と生涯教育の広場」では、以下のような注意を喚起しています。

「有意差が出なかった研究でも、より患者をたくさん集めれば有意差が出るようになるということです。逆に言えば、わずかな効果しかない治療法で有意差を出そうとするなら症例数を増やせばよいわけで、いわゆる〝大規模臨床試験〟というのは、〝症例数を増やして大規模にしなければ効果が証明できないほど、わずかな効果しかない治療法であることを証明する臨床試験〟ということになります。**つまり、症例数が少ない研究で有意差が出たものほど、効果は大きいことが分かります。〝大規模臨床試験〟といわれると、効果が大規模だと思っていませんでしたか？**」（『The Square of Practicing EBM and Lifelong Learning』のＨＰより）

では、どのくらいの人数を対象とする必要があるのでしょうか？　特に最初の研究（先導的研究）では、多くの方を対象としても無駄にならないように、実際に効果が認められる場合にp値（統計的に確かな確率）が０・０５より小さくなる最小限の人数を計算します。p値が０・０５なら95％の確率で正しいという意味です。例えば、パーキンソン病に対する水素水の効果の研究では、パーキンソン病の総合的臨床症状の評価で効果ありとされるp値が０・０５よりも小さくなるためには、最小限の人数は８人と計算され、途中でひとり脱落することを考えて９人を対象としています。

実際の研究結果では、水素水を1年間飲んだ後では、飲む前と比べてp値は０・０５を下回り、臨床症状が改善したことがわかりました。

最小限での人数を対象とした水素水の研究で有意な結果が出たことは、**水素水には顕著な効果が期待できることを意味します**。さらに、もっと詳しく解析するために、今度はもっと多くの人数を対象とする研究に移行することになります。

臨床試験では、目的に応じて何人の患者さんを対象とするのが合理的なのかという判断が求められます。人数が少ないから信頼性が少ないのではなく、合理的な最少人数を設定するというのが正統的な医学研究なのです。

健康な人への水素水の効果データ

水素水の商品としては、「病気の治療」のためではなく、一般の消費者に対してどうなのか？　という問題を取り上げる人がいるようです。

そこで、一般の消費者にとって、水素水の効果が「あるのか」「ないのか」を明確にするために、ここでは、**健康な人に対する水素水の効果のデータ**を紹介します。

（1）水素水を飲むことによってスポーツマンの運動後に乳酸の上昇が抑制され、筋肉疲労が低下していた（筑波大学のスポーツ科学の論文）。

（2）水素入浴によって、運動後の筋肉痛が軽減した（早稲田大学のスポーツ科学の論文）。

（3）水素水を飲むことによって、日常的な疲労が改善した（大阪市立大学と理化学研究所のデータ）。

（4）水素水を飲むことによって、脂質代謝異常の境界領域の人の悪玉コレステロールが低下した（中国の山東大学の論文）。これは動脈硬化の抑制につながることを示唆します。

（5）水素水をボランティアが飲むことによって、血流依存性血管拡張反応が上昇した（血流の増加）。これも動脈硬化の抑制につながることを示唆します（福岡県原土井病院のデータ）。

（6）6人の糖尿病発症前状態が改善した（統計的解析は行なわれていない）（京都府立医科大学のデータ）。

（7）（歯周病の人は健康な人に含めないかもしれませんが）、水素水を飲用することによって歯周病が改善した（岡山大学のデータ）。

以上のデータは、日常的な疲労を回復し、メタボ、脂質代謝異常や歯周病の予防効果につながる改善を示唆するものであり、**何兆円オーダーの医療費の削減に大いに貢献することが期待されます**。

健康ということに関しては、40歳～50歳の年齢に達すると、常にどこも完全に正常という人を見つけるのが難しいくらいでしょう。病気以外でもストレス、運動や疲労などの負荷がかかった場合は、「異常がある時＝健康でない時」になると思います。また、二日酔いの時は、異常がある時になると思います。1年365日すべて健康という状態は理想的ですが、現実には難しいと思います。

健康と病気の境界は、くっきりと分かれているのではなく、連続的なものですから、**「健康な人への効果」にこだわる必要はない**と、私は思っています。第5章では、この問題について再度議論しましょう。

「効果がある」のに「効果がない」？

動物実験で示されたからといって人間にも同じ効果があるとは限らない、病気の治療に使えるからといって健康な人への予防効果があるとは限らない、など様々な意見が出されています。

このような意見に対して、すでにお話ししましたように、以下のような段階を踏んで、水素の効果が明らかにされてきました。

（1）動物実験で明らかにされた科学的根拠
（2）農作物などの高等植物への効果の科学的根拠
（3）病気の治療への効果を示す科学的根拠

（4）健康な人への効果を示す科学的根拠

そのような進捗状況でも、水素水の注目度が高まるにつれ、様々な議論がなされています。その中で、水素水には「効果・効能があるのか、ないのか、早く結論を出してほしい」というのが根本的な要望でしょう。

私たちが水素の研究を始めたのは、2005年1月ですから、すでに12年の歳月が流れています。最初の論文を発表してからは9年半が過ぎました。

別の言い方をすれば、まだ10年足らずということができます。

現在までに、水素に関する基礎医学の学術論文は500報、臨床試験の論文が20報以上も発表され、これからも次々と論文が世に出ることになっています。例外的に速いスピードで研究は進展し続けているのです。

異例のスピードで水素に関する研究が進んでいるのは、科学的根拠に基づいて「水素にはすごい力がある」と研究者が思っているからにほかなりません。ヒトを対象とする臨床試験の場合は、多大な労力とお金がかかるので、よほどの確信がないかぎり手を出すことはありません。また、医師として、効果に確信がないのに患者さんの協力を求めることもまずありません。

このように非常に速いスピードで研究は進められているわけですが、**水素が医薬品として承認される段階には至っていません。**また、食品に分類される水素水も、いわゆるトクホと言われる**特定保健用食品や機能性表示食品には許可や届け出がされていません。科学的には効果・効能が明らかにされていても、「効果・効能を公的機関で承認されたものはない」**というのが現状です。また、行政の立場からすれば、効果・効能があるのは医薬品の範疇ということになるので、医薬品でないものは効果・効能がないということになります。

本来は、「効果・効能が、公的に承認されたものは、まだない」というのが正しい日本語だと思いますが、「効果・効能がまだ公的に認められていない」と書くと、効果・効能がない素材の例でも、将来的には効果・効能があると証明されるのではないかと誤解されかねないので、水素のように効果・効能が公に承認されていない場合を含め、行政側からしてみれば、「効果・効能がない」と言うのでしょう。

水素の場合、多くの機能があるので特定の機能を示唆する現在の制度の枠からはみ出してしまうという面があります。それでも、ひとつでもふたつでも、機能性表示食品として届け出をしてほしいものです。

COLUMN 1

パーキンソン病への水素医療

パーキンソン病は、振戦（ふるえ）、動作緩慢、筋強剛（筋固縮）、姿勢保持障害（転びやすいこと）を主な運動症状とする病気で、50歳以上で起こる病気です。時々は40歳以下で起こる方もあり、若年性パーキンソン病と呼んでいます。

患者さんは、全体では1000人に1人〜1・5人くらいの頻度ですが、60歳以上では100人に約1人と増加します。このように高齢者では多くなりますので、人口の高齢化に伴い患者さんの数は増加しています。

すでに、パーキンソン病の水素水の飲用治療の先導的研究結果は、有効性ありと2013年に報告されました。

最近の臨床試験では、より信頼されるようにするために、研究方法などを含め、すべてを詳細に事前に発表することが求められています。途中や事後にごまかすことができないようにするためです。

現在進行中のパーキンソン病の水素治療法の大規模臨床試験方法は事前に、『BioMed Center Neurology (BMC Neurol.) 2016;16:66.』に報告されています。

14病院178人のパーキンソン病患者を対象に二重盲検試験で、72週間水素水1リットル（対象は水素を含まない水1リットル）を飲んだ効果を検討しようとする研究方法の詳細が論文として公表されています。この論文は、誰でも無料で読むことができます。

すでに、水素水を飲み始めてから80週間を終了しており、この大規模臨床試験における水素水の効果は、詳細に解析中です（2017年1月現在）。

水素医学は、一歩一歩着実に前進しています。関係者のご努力に最大限の敬意を表したいと思います。結果が楽しみです。

COLUMN 2

水素水と日常生活の疲労軽減

〈大阪私立大学健康科学イノベーションセンターと大阪市立大学大学院医学研究科は、メロディアン株式会社および理化学研究所ライフサイエンス技術基盤研究センターとの共同研究を実施した結果、高濃度水素水による睡眠の質改善、メンタルヘルス改善、安静時交感神経活動の抑制および作業課題に対する意欲向上の効果が認められ、高濃度水素水が日常生活疲労に対する抗疲労効果を有することがわかりました。

抗疲労製品の効果に関する臨床評価ガイドラインに従い、高濃度水素水（０・８～１・２ｐｐｍ）と水素を含まず水素以外は同組成の飲料水を対照コントロールとして、起床時と夕食時に高濃度水素水またはコントロール水３００ミリリットル（１日計６００ミリリットル）を４週間摂取する２群間クロスオーバー二重盲検比較試験を実施しました。

■睡眠の質改善、メンタルヘルス改善

——ピッツバーグ睡眠質問票による睡眠の質が改善

■安静時の交感神経の抑制

——疲労度計を用いた自律神経機能検査で交感神経が低下

■意欲向上

——認知機能検査の反応速度が速くなった〉

あくまでも日常生活の疲労を対象とした研究であって、病的な疲労に効くかどうかはわかりませんが、水素に抗疲労効果があるというのは興味深いですね。（大阪市立大学からのプレスリリース　2015年5月22日）

なお、このプレスリリースの結果は、現在論文審査中と聞いています。

COLUMN 3

水素水と歯周病予防研究

〈岡山大学大学院医歯薬学総合研究科予防歯科学分野の森田学教授のグループが水素水の摂取に歯周病を予防する効果があることを動物実験で世界で初めて証明しました。この研究は、ヨーロッパの歯周病専門雑誌Journal of Clinical Periodontology　2011年12月号に掲載されています。水素は、抗酸化物質の一つです。本研究の成果は、水素水の摂取などで全身の抗酸化力を高めることもまた歯周病の予防に効果的であることを示唆しています〉（岡山大学からのプレスリリース　2012年9月20日）。

この結果に基づいて、臨床試験がなされました。

大人になっても新しい神経細胞が生まれる⁉
――パラダイムシフトの実例

私が大学で習ったころは、「神経細胞は胎児期に生まれ、大人になると新しく生まれることはない。そして、成人の脳では毎日大量の神経細胞が死んでいる」との考え方が常識でした。

しかし、1990年代後半から新しい技術を用いて、成体の脳でも神経細胞が新しく生まれていることを示す証拠が次々と報告されるようになりました。その結果、パラダイムの大きな転換が起き、現在では、このパラダイムの転換を機に新しい方向の研究が次々と始まっています。

例えば、鬱病改善のための医薬品として、神経細胞の新生を促す薬があり、鬱病と神経新生の関係が注目されています。

ところで、狭いところに長時間押し込めるというストレスを与えた大人のマウスでは、神経新生が抑制されるようになりますが、水素水を飲ませると神経新生が改善するという実験結果が出ています。

ひょっとすると、水素水の飲用が鬱病の改善に貢献するかもしれません。

第3章

水素水への疑問と誤解Q&A

水素水に関する誤解がマスコミやインターネット上で散見されます。水素の性質についてのQ&Aは第1章で紹介しましたが、さらに、水素水の疑問にQ&Aで答えたいと思います。

Q A

ほかの抗酸化物と比較して水素の利点は何ですか？

水素の抗酸化力は適度なので、生体に必要な活性酸素を除去しないことが利点です。

活性酸素は全部悪者であるように思われることが多いのですが、生体で必要な活性酸素もあり、細胞の中で様々な役割を果たしています。例えば、精子の形成、血管の修復、傷の治癒などに必要で、身体を鍛えるのにも使われます。これを善玉活性酸素と名づけました。このような善玉活性酸素の酸化力は極端には強いわけではありません。

水素の抗酸化力は、従来のビタミンＣやＥに比べると強くありません。従来の抗酸化物質は、すべての活性酸素を消去しますので、とりすぎに注意する必要があります。しかし、**水素は、善玉活性酸素とは直接反応しないので、代謝を乱すことがないのです。**

一方、**水素は、酸化力が非常に強く破壊力が強い悪玉活性酸素と直接反**

応して消去します。

従来は、悪玉活性酸素と善玉活性酸素の区別をあまりしませんでした。選択的に排除してくれる物質が見つかっていなかったので、区別する必然性がなかったからです。

なお、外から侵入してくる細菌を撃退するには、酸化力が強い活性酸素を使う必要がありますが、それは「次亜塩素酸」という物質が担っています。水素は次亜塩素酸を消去することはありません。一方、悪玉活性酸素のひとつであるヒドロキシルラジカルは、敵を撃退するよりも自らを傷つけてしまいます。

では、水素の抗酸化力がそんなに強くないのでしたら、どうして顕著に効果的なのでしょう?

それは、水素は宇宙で一番小さい分子で、**細胞膜を通過し、細胞の隅々まで行き渡るからです**。そのため、抗酸化力はあまり強くないのですが、効果的に作用します。

これらの結果は、2007年に『Nature Medicine』に発表された内容です。

Q A

水素に副作用はありますか？

水素の一番の利点は、**副作用がほとんどない**ことです。過去の例でも副作用が認められていません。

一般的には、薬の副作用は薬自体に毒性があるために生じることがあります。水素自体は、ほかの物質と反応する反応性は弱いので、**水素自体に毒性はありません**。また、毒性が仮にあったとしても体内に蓄積しないので毒性は発揮しません。余分な水素は呼気として肺から排出されます。もし、サプリメントでしたら、ドンブリひとつ分を食べることも可能でしょうが、水素水の場合、極端に多量の水素を過剰に飲むことができません。

さらに、すでに説明したように、**生体に必要な善玉活性酸素を消去しない**ので、**体内の代謝系を乱すこともなく、副作用につながらないのです**。活性酸素と反応した後は水になるので、**反応物にも毒性がありません**。

A Q

身体のどういうところに一番効くのでしょうか？

身体の弱いところを良くするというのが、水素水の特徴です。

第2章では、水素には非常に多くの作用があることをお話ししました。非常に多くの作用があるということは、悪いところに作用するということです。強いところをより強くするわけではありません。ストレスを与えて、記憶力・学習能力が低下したマウスに水素水を飲ませると、悪くなった分が改善されますが、何もストレスがなかったマウスの頭が良くなるわけではありません。肥満のマウスは水素水を飲むと体脂肪が減りますが、正常なマウスが痩せるわけではありません。

人間でいうと、それぞれ体質には個人差があるのですが、活性酸素は身体の弱いところを病気にするので、抗酸化作用のある水素水が改善してくれるのです。なぜそのような都合の良い作用があるかについてのメカニズムは第4章で説明します。

Q A

水素によって、ヒトの体内の活性酸素が消去されたという科学的根拠は何ですか?

ヒトの身体の中の活性酸素を直接見ることは簡単にはできません。ヒトの身体を切り刻んで測定するわけにもいきません。

しかし、**活性酸素が作り出す物質を測定して活性酸素量を推定することは可能**です。

活性酸素が反応してできる物質には、ヒドロキシグアノシン、マロンジアルデヒド、などがあります。それらの物質は、尿や血液中に検出されますので、それを測ることによって、本当にヒトの体内でも活性酸素が減るかを調べることができるのです。しかも、ヒドロキシルラジカルが遺伝子成分と反応することによって、生じるのがヒドロキシグアノシンですので、この減少程度を測定することによって、水素水を飲んでヒドロキシルラジカルが減少したことが推定されました。

Q A

水素水の効果のメカニズムがわからないので疑似科学（ニセ科学）だと言う人がいますが……

水素水については、まだまだわからないことがたくさんあって、合理的に説明できないこともたくさんあります。

しかし、メカニズムが不明のものを疑似科学やニセ科学と言うのは、科学の考え方として間違っています。科学的事実というのは、再現性のある客観的な事実、現象が存在するということであって、**メカニズムの解明がなされているかどうかは別問題**なのです。

もしも、メカニズムの解明がされていないのを疑似科学と言うなら、ほとんどすべての科学的な新しい発見が疑似科学ということになってしまいます。

実験で水素の効果が明確に出たにもかかわらず、自分たちでさえ、なかなか信じることができなかったことを「はじめに」でお話ししましたが、水素水の効果は現在までの常識では合理的に説明できないくらい、「良すぎる」のです。

従来の常識ですべてが説明できないからといって、疑似科学と言っては、何も新しいことは出てきません。

それでも、水素についてのメカニズムについては、ずいぶんわかってきているので、第4章でお話しします。

ただし、水素水について、全く奇妙な非科学的な説明をする人がどうしても出てきます。その奇妙な説明によって、水素医学全体を誤解されるのは、非常に困ったことです。ぜひ、区別してご理解願いたいと思います。

H_6Oや$H_{10}O$のような化学式を出して、水素水と称している商品もあると聞いていますが、私にとっては冗談の域です。

水素水は正統的な科学のプロセスをキチンと踏んだ研究結果に基づいています。**正統的な科学をニセ科学と混同させることは、科学の進歩の阻害要因になり、人類が科学の成果の恩恵を受けることを阻害します。**

Q A

水素水の「宣伝」はニセ科学でしょうか？

ニセ科学に関しての、もうひとつの議論は、「水素水の『宣伝』はニセ科学」というものです。宣伝行為は商業活動で、科学の範疇とは違いますので、範疇の違うものを引き合いに出して、「ニセ科学」と言うのは、「こじつけ」でしょう。

問題のある宣伝は、薬機法（医薬品、医療機器等の品質、有効性及び安全性の確保等に関する法律。旧薬事法）と景品表示法と健康増進法によって規制されますので、科学の問題ではなく、行政の問題です。

また、理解不足で間違った宣伝がされる場合は、ニセ科学とは別問題で、正しい知識の啓発活動が必要です。

荒唐無稽な宣伝は、その個人や会社の問題で、科学の問題ではありません。

科学の本質をねじ曲げず、**事実に基づいて正しく科学的に理解し、商品については法律を遵守して情報を発信する**。これが大切です。

水素分子と活性水素とは違うものですか？

同じ水素という名前がついていても性質は全く違います。活性水素は、原子状水素（H）で、水素水は分子状水素（H_2）が溶けた水です。HとH_2は、同じHでも全くの別物です。

活性水素（H）と分子状水素（H_2）は、同じ水素なのだから同じようなものだと思う人もいるかもしれません。しかし、物質は、ほんの少しの違いでも性質が全く異なることが多いのです。

例えば、鉄（Fe）を例にとって考えてみましょう。Feはいわゆる金属の鉄です。Fe^{+}は地球上の通常の条件下では存在しません。Fe^{2+}は黒サビで黒く、Fe^{3+}は赤サビで赤い色をしています。このように同じ鉄でも、電子をひとつ持つか持たないかで性質が全く異なるのです。

備長炭とダイヤモンドは、同じ炭素（C）であっても性質が全く違いますね。

H（活性水素）は、極めて特殊な状況で短時間しか存在せず、当然のことながら生体内では存在しません。

ちなみに、**H_2は水に溶けても、イオン化しません**ので、H^+とも違います。H^+はご存じのように多いと酸性になりますが、水素水は中性です。

活性水素水は、生体内の存在自体にさえ、科学的根拠がないので、想像の産物と言えます。そのため、活性水素水は科学的ではありません。

その他、マイナス水素イオン、プラズマ水素水など、水素が入っていない水素水と称する商品が存在することは、私も十分承知しており、これらは非科学的な商品であると私もブログなどで警鐘を鳴らしています。

これらも、**科学的根拠がなく、想像の産物であるにもかかわらず、水素という言葉を使って、「科学らしさ」を装っていると言わざるをえません。**

正統的な科学をニセ科学と混同させることは、科学の進歩の阻害要因になり、人類が科学の成果の恩恵を受けることを阻害します。

Q

A

水素が入っていない「自称水素水」があると聞きましたが、本当ですか？

最近、学会やマスコミで水素水が取り上げられることが多くなりました。「今ブームになっている話題の水素」と言われることが多いのですが、**同時に問題のある商品も多く出回っている**ことに驚いています。「水素水を飲んでいます」と言われる方々の中でも、水素が含まれていない商品を飲んでいる方が少なくないのです。

困ったことに、製造会社に問い合わせると、水素が入っていないにもかかわらず、「当社の製品には水素がちゃんと入っています」と答えます。また、有毒物質を使っているにもかかわらず、記載を隠している会社もあります。

水素が十分入っていない「自称水素水」には効果がないのは当たり前です。

Q A

問題のある商品の特徴を挙げてください

今までいろいろ測定してきましたが、以下の商品は、ほとんど水素がないか水素が発生しないなど、様々な問題があります。

（1）ペットボトルの商品で水素が検出された商品は今までありません。
（2）フタを開けても、水素が抜けないということはありません。
（3）フタを開けて沸騰させても水素が抜けないということはありません。
（4）サンゴカルシウムや牡蠣カルシウムに水素を吸蔵させたと称しているもので、私が調べた限り、十分な量の水素を発生したものは今まであリません。
（5）シリカ（二酸化ケイ素）には、水素を吸蔵させることはできません。
（6）入浴剤で、窒化ホウ素入りを理由に水素が発生すると思わせるものがありますが、窒化ホウ素では水素は発生しません。

Q A

水素水の効果で、プラシーボ効果の可能性はありますか？

水素水の効果は、「気のせい」ではないか、という議論があります。人が「良いものだ」と思い込むと、それが何でもないものであっても、実際に効果が出て、病気が治ってしまうということが時々あります。「水素水はいいですよ」と言われて飲むと、水素が全く入っていなくても、気のせいで効果を感じることも、可能性としてはありうるのです。「プラセボ」とは有効成分を含まない偽薬のことで、その効果のことを「プラシーボ効果」と言います。

また、「確証バイアス」とは、都合の良い情報だけを集めて、逆の情報を無視または集めようとしない傾向のことです。周りの人が良いと言うと、自分も良いと思ってしまう時も使うことがあります。多くの人が「良い」と言うと、人は互いに良いものだと確信してしまうこともあるのです。

「プラシーボ効果」や、「確証バイアス」を**否定するために行なわれるのが二重盲検試験**です。二重盲検は、患者さんやその家族、投与する医師もまた、本物の水素水か水素の入っていないただの水であるかを知らないようにして行なわれ、効果を調べます。

水素水の臨床試験は、二重盲検試験で着実に進んでいます。

一方、**プラシーボ効果や確証バイアス効果でないことを証明するものとして、動物実験があります**。一般的には、動物実験から二重盲検でない臨床試験へ、そののち二重盲検試験へと進みますが、その逆もあります。

最近の日本抗加齢医学会で、おもしろい研究発表がありました。

高血圧の患者さんの何人かから「水素水を飲んでいると血圧が下がる」と医師が言われたそうです。「気のせいではないか」「プラシーボ効果ではないか」と思ったそうですが、何人もの患者さんが言うので、「では、動物実験で調べてみよう」と、高血圧マウスを作り出し、水素ガスを吸わせたというのです。すると、実際、高血圧マウスの血圧が下がったのです。

この動物実験から、「高血圧の患者さんの血圧が水素水で下がったのは、プラシーボ効果ではない」と結論が出たわけです。**動物には、人間のような「気のせい」というのがないので、確実な結果が出せる**のです。

一般に、プラシーボ効果や確証バイアスが問題になるのは、動物実験などの基礎実験がなく、ただ単に「食べてみよう、飲ませてみよう」という研究だからです。**水素医学の研究は、しっかりした基礎研究を基盤にして臨床試験に入っています。**

水素の効果に関して言えば、プラシーボ効果や確証バイアスのことは、あまり問題にする必要はないと、基礎研究者の立場から思っています。

A Q

国立健康・栄養研究所の「『健康食品』の素材情報データベース」に取り上げられた「水素水」について、見解を教えてください

国立健康・栄養研究所の「『健康食品』の素材情報データベース」に水素水が取り上げられ、マスコミでも紹介されました。私のところにも一般の方々から質問が寄せられていますので、見解を記しておきます。

実は、２０１６年６月29日に国立健康・栄養研究所を訪ね、いろいろな話を聞いてきました。所長を含め４名の担当者が２時間ほど特別待遇で親切に対応してくださいました。

有効性については、「俗に、『活性酸素を除去する』『がんを予防する』『ダイエット効果がある』などと言われているが、**ヒトでの有効性について信頼できる十分なデータが見当たらない**。現時点における水素水のヒトにおける有効性や安全性の検討は、ほとんどが疾病を有する患者を対象に実施

された予備的研究であり、**それらの研究結果は、健康な人が市販の多様な水素水の製品を摂取した時の有効性を示す根拠になるとはいえない。**」と書かれています。

「ヒトに対する有効性については信頼できる十分なデータが見当たらない。」の記載については、わざわざ「注：下記の内容は、文献検索した有効性情報を抜粋したものであり、その内容を新たに評価したり保証したりしたものではありません。」と注意書きをしています。もちろん、「保証できないものを保証できない」と明記しているのは正直な記載ですし、テレビや雑誌のインタビューでは「**まだ、わからないということです**」と何度か明確に答えているので、これも正しい対応だと思います。

「信頼できる十分な」となると何をもって「信頼できる」のか、何をもって「十分な」なのか、基準をはっきりさせないことには、誤解が一人歩きしてしまいます。少なくとも、ちゃんと研究をして統計解析をして有意であるというデータを示している研究に対して「信頼できない」とか「十分でない」という場合には、**誤解がないように配慮しなくてはならない**と思います。

しかし、一部マスコミでは、「信頼できる十分なデータが見当たらない」を「信頼できるデータが見当たらない」あるいは「データが見当たらない」と表現しているところもあります。「十分な」と「信頼できる」という言葉を落としているわけです。この点は**大いなる誤解を与えるところ**なので、情報発信元としては、配慮すべきだと思います。

「有効性についても、データが揃いつつあるので、データが揃えば、今後は、有効性・効果・効能について記載するのか」という私の問いには、「有効だという何らかの記載をすると、業者によっては、それを利用するだろう。そのような業者がいるとすれば、消費者に不利益が出るようなことはできない。現状では、そうした理由で、**水素水についての有効性については書けない状態**だと認識している」とのことでした。

基本的な姿勢としては、「この素材情報データベースは、消費者が有害な物質を摂取して健康被害が起きないように、また、効果がないものに妄信的に頼って通常の治療ができなくなることを防ぐことを目的としているので、**科学的な医学情報とは違うスタンスで作っている**」とのことでした。

A Q

水素に関して国際的な動きはありますか？

２０１０年から、米国航空宇宙局（ＮＡＳＡ）は、水素の医学的研究を始めました。宇宙飛行士を宇宙線から護るためです。２０１４年11月に米国食品医薬品局で水素水の食品としての安全性が承認され、水素水ビジネスが始まっています。

水素について今までの研究成果をまとめた論文が米国で発表されると、非常に高い閲覧数を記録しました。

ついで、中国、韓国でも食品としての利用が公に承認され、今後は、各国とも歩調を合わせてくるでしょう。アジアでは、漢方薬の伝統があるので、多彩な機能がある水素を受け入れやすいのでしょう。

韓国のリゾート地域に、水素ガスの部屋、水素入浴などを完備した全館水素ずくめのヒーリングスパが建設されました。アトピーをはじめとする治療に貢献するとともに、癒しの場を提供しています。

水素水の水素は大腸まで届きますか？

「水素水を飲んだ場合、水素は大腸まで届かないでしょう」

このようなコメントがネットなどに散見されますが、なぜこのような疑問が出てくるのだろうと不思議に思いました。

よく考えてみると、水分は大腸で吸収されるのだから、水素水の水素は水と一緒に吸収されなくてはならないと思った人からの疑問のようです。

しかし、これは誤解です。水素水の水素は水とくっついているのではなく、バラバラに動きます。水が大腸で吸収される前に、食道、胃、小腸で水素は吸収されてしまいます。

前に、一般に分解された食物はそれぞれ専用の仕組みで小腸から吸収されるとお話ししましたが、大腸では、アクアポリンという穴を通って水が吸収されます。アクアは水、ポリンは穴という意味です。この発見により、ピーター・アグレ先生は２００３年のノーベル化学賞を受賞しました。

Q A

腸内細菌が発生する水素があれば、水素水を飲む必要はない？

水素水を飲む効果について、様々な観点から議論がされています。その中で、水素水として摂取できる水素の量よりも、腸内細菌が発生する水素量のほうが多いのだから、水素水を飲んでも効果は期待できないのではないかという疑問が出されています。

水素医学の研究を始めた時から着目した問題点であり、水素医学の研究者は、この点についても検討を重ねています。この問題については、第4章でも説明しましょう。

まず、水素水を飲むと水素は胃に入ります。胃からはグレリンというホルモンが分泌され、脳神経保護に働くことが知られています。水素水を飲むと、胃の水素濃度が高くなり、**胃からグレリンが分泌される**ことが発見されました。このグレリンは血流にのって脳へ到達し、脳を護るということになります。この場合は、腸内細菌から発生される水素は、あまり胃に作用しないので、腸内細菌から発せられた水素の貢献は少ないと考えられます。

この研究は、千葉大学・九州大学の共同研究で、九州大学からプレスリリースされています。このプレスリリースでは、〈腸管内での細菌由来の産生を増大させても効果がないというこれまでの報告にも矛盾しない結果が得られました〉と述べられています。

もうひとつの重要な研究は名古屋大学で行なわれました。論文のタイトルは、「水素水の飲用と断続した水素ガスの吸入はラットのパーキンソン病を抑制するが、ラクチュオースや継続した水素ガスの吸入では効果がない」です。

ラクチュオースは、私たちの消化酵素では分解できない糖で、分解されずに大腸へ到達しますので、腸内細菌の「餌」になります。そのため、ラクチュオースを飲むと腸内細菌が増殖し、この腸内細菌が水素を発生させます。28人の健常人と37人のパーキンソン病患者に対する腸内細菌の水素の効果は、ほとんど認められませんでした。

さらに、水素ガスを継続的に吸わせた時よりも、水素水を飲ませたほうがラットのパーキンソン病の改善効果があり、水素ガスを断続的に吸わせると、水素の効果が発揮されるようになりました。

この研究では、**体内の全体の水素量よりも、水素濃度の変化が大切だと結論しています**。そのため、水素水の飲用は腸内細菌から発生する水素よりも効果的であることが、よく説明できます。

また、腸内細菌を遺伝子操作で変化させ、水素を作れないようにして、腸内細菌から発生させる水素と飲用した水素の効果を調べた動物実験があります。腸内細菌が作る水素によって炎症抑制効果を示しましたが、水素水を飲ませたほうが、炎症を抑制する効果は強かったのです。

このように**腸内細菌が発生する水素にも効果がありますが、水素水を飲んだほうがもっと効果的である**ことがいろいろな方法で確認されているのです。

Q　A

おならを我慢すると腸内細菌が作る水素が体内に入るので健康に良い？

「『水素は水素水よりもおならに多く含まれている』の指摘に、おならを我慢する人や、おならを吸おうとする人が続出」という話題があるそうです。冗談かと思って無視していたら、本当に水素の効果を信じておならを我慢する人がいると聞いてビックリしています。

おならを我慢すると健康にいいどころか、とても悪いのです。

一部の腸内細菌が水素を発生するのは本当です。しかし、腸内細菌すべてが水素を発生するわけではなく、善玉菌のビフィズス菌や乳酸菌は水素を発生しません。主に水素を発生するのは、悪玉菌の代表のウェルシュ菌と大腸菌です。**この悪玉菌が腐敗によって作り出す物質が、おならの臭い原因**です。単に臭いだけなら笑ってすませばいいのですが（人がいたらごめんなさいですね）、発がん性物質を含む有毒物質が多く含まれています。

我慢することでその有毒物質は身体に吸収され、全身を巡ります。さらに、悪玉菌が発生する有毒物質は便秘を促し、便秘は悪玉菌の増加という悪循環をもたらします。

悪玉菌が発生する有毒物質が健康に悪いのであって、悪玉菌の発生する水素が悪さをするわけではありません。あるテレビ番組で、「悪玉菌は健康に悪い＝悪玉菌は水素を発生する＝だから、水素は健康に悪い」ということを話していた人もいましたが、これも完全な誤解です。

おならをしたくなったら、トイレに駆け込んでください。

炭酸ガスは胃から身体に取り込まれないのに、水素は取り込まれるのはなぜでしょう？

水素水の効果を疑問視する根拠として、炭酸ガス（二酸化炭素）との比較を挙げる人がいます。

「水素よりはるかに大量に含まれている二酸化炭素ですら、胃腸からの吸収はわずかで体にほとんど影響しない」というものです。確かに、コーラやサイダーなどの炭酸ガスが多量に含まれる炭酸水を飲んでも、血液中の炭酸ガス濃度が高くなることはありません。

水素水を飲んだ場合には、水素はちゃんと体内に取り込まれるのですから、どこが違うのかという問題です。

二酸化炭素は、水に溶けると炭酸イオンになってしまいます。イオン化した物質は、胃の生体膜を通過できないので、胃から体内には取り込まれません。一方、H_2はイオン化することはなく、専門用語でいうと「極性」

もないので、どの生体膜も自由に通過できます。

また、CO_2はイオン化していない状態でも分子量が大きいので、生体膜を通過しにくいのです。自然としみ込んでいくようなことを「拡散」といいます。拡散速度は、分子量の2乗に反比例するので、水素の分子量は2、二酸化炭素は44ですから、22×22＝484倍も遅いということになります。

つまり、H_2とCO_2を比べたら、はるかにH_2のほうが細胞内に入ります。もちろん、水素水を飲んだ後に、体内に吸収されることはモニターしており、科学的に実測されています。また、水素風呂の入浴では、皮膚から水素が通過し、7分間程度で身体中に満たされます。

Q A

水素濃度を示すｐｐｍについて、水素水と水素ガスの違いを教えてください

難しい話なので、最初に結論を言うと、気体でいうｐｐｍと水素水のｐｐｍでは、1万1000倍も違うということだけは、理解してください。

ｐｐｍとは、parts per million の略で、100万分の1という意味です。一般に溶液では、100万分の1の重さ、気体では100万分の1の体積を示します。例えば、1リットルの水は、1000gですから、その100万分の1の重さは、1mg（＝0・001g）です。

気体では、1リットルの体積の100万分の1ですから、1マイクロリットル（＝0・001ミリリットル＝0・000001リットル）です。

ところで、2gの水素（H_2）は、22・4リットル（大気圧、0度C）です。つまり、1gは約11リットルです（室温と0度Cは少し違いますが、無視できる違いなので、2g［H_2の分子量］22・4リットルとします）。

（1）1リットル内の水素を重さで比較すると、

溶液では1ppmは、0・001gの水素を含みます。

気体では1ppmは、1マイクロリットルの水素ガスを含みます。それを重さにすると0・09マイクログラム＝0・000000009gなので、1万1000倍違うことになります。

（2）1リットル内の体積で比較すると、

溶液の1ppmは、0・001gの水素を含み、それは0・011リットルの水素ガスに対応します。

気体の1ppmは、0・000001リットルの水素ガスを含みますから、体積で比較しても、やはり1万1000分の1です。

なお、飽和水素水は、1・6ppmですから、1リットルの水に1・6mg（0・0016g）の水素（H_2）が溶けていることを意味します。

Q A

酸化還元電位とは何ですか？
これと水素の濃度は比例しますか？

結論から言うと、酸化還元電位の値と水素濃度の値は比例しません。また、水素濃度を正確に反映するものではありません。

酸化還元電位（ORP＝Oxidation Reduction Potential）とは、水溶液の酸化力と還元力の総和です。酸化力は電子を受け取る力、還元力は電子を与える力です。水素には、電子を与える力がありますので還元力があり、酸化還元電位は、マイナスになります。その意味では、ORPと水素が無関係というわけではありません。

しかし、酸化還元電位は、水素の還元力だけによって生じるわけではありませんから、酸化還元電位が直接水素濃度を示すわけではありません。

例えば、水に酸素がたくさん含まれていると、水素が入っていてもプラス側の値にシフトしますし、**アルカリ性になると水素がなくても酸化還元**

電位がマイナス側にシフトします。

また、メチレンブルーという色素は、還元されると色がブルーから無色に変化します。そのため、水素を検出するための簡便な方法として用いられています。この方法だと色の変化がわかるので、感覚的に理解できる点では、素晴らしい方法です。この場合は、メチレンブルーだけでなく、触媒となるプラチナ（白金）ナノコロイドが含まれていなくてはなりません。

しかし、この方法も酸化還元電位を測定していることになるので、正確というわけにはいきません。

ところで、アルカリ性にすると酸化還元電位がマイナスになることを理由に「いつまでも水素が抜けません。料理しても大丈夫」などと説明している宣伝も見受けられます。**酸化還元電位だけを強調している宣伝の場合は、注意が必要**です。

中には、酸化還元電位を測る装置を水素濃度測定装置として販売している困った会社もあるようです。科学は、正しく測定することが基本ですから、その基本を覆すようなことはしてほしくないですね。

第4章

水素水が効果・効能を発揮するメカニズム

「水素水を飲んでも効果・効能は、ないはずだ」「ありえない」と考える方の中には、メカニズムがまだわからないことを根拠にする方がいます。

ここでは、水素水が効果・効能を発揮するメカニズムについて、お話しします。専門的な話が入ってきますので、一般の方が理解するのは難しい部分もあるかもしれませんが、この章では、わからない部分はスキップしながら読んでいただければと思います。

できるだけ、わかりやすく説明したいと思いますが、わかりやすくする分だけ、不正確になってしまうことがよくありますので、あらかじめご了承願います。

「メカニズムがわからないから科学ではない」は間違い

「私のいまの研究課題は『too good』、良すぎることへの対応です。悪いところを良くするのが水素です。問題のないところにあまり作用しません。こんな都合のいいことが、なぜ起きるのでしょうか。」

これは、前著『水素水とサビない身体』（2013年発刊）の冒頭の言葉です。

この3年間にメカニズムについての研究もずいぶん進歩しましたので、この本では水素が効果・効能を発揮するメカニズムについて紹介したいと思います。

メカニズムについては、生体外の反応、培養細胞、実験動物を使って解明していきます。そして、メカニズムが解明されてきたら、その一部でも基本的なことが人体で再現できれば、メカニズムがわかってきたと考えるのです。**メカニズムについて、「ヒトを対象としたメカニズム研究ではないので認められない」という人も出てきそうですが、人体実験をするわけにはいきません。**

最初に間違えてはいけないのは、**「メカニズムがわからないからと言って科学ではない」と言ってはいけないということです。**科学的というのは、「同じ条件で繰り返せば同じ結果が出る」ということです。これを再現性と言います。

誰もが同じ条件で同じことをすれば、同じ結果が出るということです。この再現性によって、誰もが共通の認識で科学を利用しうることが可能になります。

メカニズムの解明は、正直、研究者にとって、非常に難しいのです。また、メカニズムが解明されたといっても、部分的にわかったということで、すべてがわかったということにはならないのです。

そのため、メカニズムの解明が「不十分」と言い出したら、いつまで経っても「わからない」「わからない」を繰り返すことになります。

「研究中なので、わからない」とは言わずに「ここまで、わかっている」と考えましょう。

2007年以前の「常識」が「非常識」に

水素には人体に対して何ら効果がないというのは、2007年以前の常識です。

バクテリアの中には、水素を使ったり水素を合成したりする種類があります。その代謝をするバクテリアには、水素を代謝するヒドロゲナーゼと呼ばれる酵素があり、水素が使われたり、水素が合成されたりします。そのバクテリアのヒドロゲナーゼを使って、水素を作り出そうとする研究も進んでいます。

しかし、**私たち哺乳類生物には、その酵素がない**のです。そのため、水素を利用することができないと考えられてきたわけです。

酸素と水素を混ぜて400度Cくらいにしても何の反応も起きません。580度C以上にならないと、水素は酸素と反応しない、つまり燃えません。つまり、**水素は体温くらいの温度では、ほとんど反応性がない**のです。

こう考えると、哺乳類細胞では、水素は何の作用もないことになります。

しかし、その常識をひっくりかえしたのが、2007年に『Nature Medicine』に発表した、私たちの論文なのです。

この論文では、水素は反応性が最も高い悪玉活性酸素ヒドロキシルラジカルと細胞内で直接反応することを示しています。水溶液中では、水素とヒドロキシルラジカルの反応は遅いのですが、細胞内では、**水素は脂質領域にとどまる性質があり、小さいという特性のために動きが速いので**脂質領域でヒドロキシルラジカルと反応するのです。細胞内で水素がヒドロキシルラジカルを消去することは、様々な方法で確認されています。

ヒドロキシルラジカルは、ミトコンドリアで活性酸素が発生した時、鉄イオンや銅イオンがある時、放射線照射された時、超音波処理された時などに発生します。このような状況下では、水素がヒドロキシルラジカルを減らして細胞を護ってくれるのです。

このように**重要な点については、ひとつの方法だけでなく様々な方法によって繰り返し確認されていきます。**

私たちは、最初の論文で、細胞内で水素がヒドロキシルラジカルを消去すること、次に、水素ガスを吸入させるとラットの脳梗塞障害を軽減することを発表しました。

しかし、水素がヒドロキシルラジカルを消去するだけでは、第2章で示したような**効果・効能の多くを説明することはできません。**

私が、テレビなどに出演した場合や雑誌などの取材では、水素水のメカニズムについて正確な話をしようとしても、難しすぎるということで、ほとんどカットされてしまいます。

しかし、**私は単純にヒドロキシルラジカルを消去するだけですべてが説明できると考えているわけではない**のです。

ヒドロキシルラジカルを水素が消去するのは本当だけれど、それだけでは多くの水素の作用を説明することはできないということです。

水素が体内に取り込まれる方法はほかの物質と全く違う

水素水を飲んだり、水素ガスを吸ったり、水素点滴液を注射したりすると、水素は速やかに体内に取り込まれます。

水素が体内に取り込まれる方法は、ほかの物質とはずいぶん違っています。

前にも説明しましたが、私たちの身体の中には、それぞれの物質を細胞の中に取り込む仕組みがあります。食べ物を食べた時には、消化されてアミノ酸やグルコースなどになりますが、小腸の細胞には、それぞれの物質を取り込む、それぞれの仕組みがあります。様々なミネラルの吸収についても、水分の吸収に関しても、それぞれの仕組みがあります。

このような吸収のメカニズムと装置を知っている方は、水素には吸収するための装置がないのだから、本当に体内に入っていくのだろうかと疑問に思うかもしれません。**水素は小さいので、細胞膜を通り抜けて細胞の中に入り込んでいくのです。**この現象を「拡散（Diffusion）」といいます。

ここでも、今までの考えと別の考えをする必要があります。

水素ガスを吸った時には、肺から血液に溶けて、体内を巡ります。

水素水を飲んだ時には、主に胃や腸から体内に取り込まれて、血液に溶け、肝臓を経て体内を巡ります。

水素ガスに効果は認めるが、水素水に効果はないという誤解

水素水を巡る議論に、**「水素ガスの吸入効果は理解できるが、水素水の飲用効果はあ**

りえない」という意見があります。「水素ガスを吸うなら大量の水素を摂取できるが、水素水からは微量の水素しか摂取できないはずだ」というのが理由のようです。

結論から言うと、水素ガスを吸わせた時と、水素水を飲んだ時では、臓器へ到達する水素濃度はあまり違わないのです。

吸入させた時の水素ガスの有効濃度は1％以上であることが動物実験でわかっています。最近の臨床試験では、1・3％～3％の濃度の水素ガスを吸入させており、動物実験の結果とよく一致しています。

水素の飽和濃度が800μM（1・6ppm）なので、1・3％～3％の水素ガスを吸入した時の水素の体内濃度は、10μM～24μMとなるはずです。別の単位で表すと0・02ppm～0・048ppm（1リットルあたり20μg～48μg）です。

では、水素水を飲んだ時の体内濃度はどうなるでしょう？　ラットを使って、体重40kgの人に600ミリリットルの水素水を飲ませた量に対応する量を飲ませます。測定結果では、水素濃度は肝臓で20μMに達することが実測されています。別の単位で表すと0・04ppm（1リットルあたり40μg）です。この濃度は、**3％の水素ガスを吸わせた時の水素濃度とほぼ一致**します。

つまり、**水素ガスを吸わせた時と、水素水を飲んだ時では、血液や肝臓などの臓器へ**

到達する水素濃度はあまり違わないのです。

第3章の「腸内細菌が発生する水素があれば、水素水を飲む必要はない？」で説明しましたように、**水素の効果は、水素の摂取量ではなく、体内の水素濃度の変化が重要**です。

つまり、水素水の水素の量でも十分効果を発揮できるはずだということになります。

もちろん、水素ガスの吸入と水素水の飲用による体内動態は全く同じだというわけではありません。しかし、基本的には同じように考えてよいのではないかと思っています。

すなわち、高濃度の水素水を300ミリリットルくらい飲んだ時に体内に取り込む水素の量が必要であることになります。

もちろん、あまり低い濃度の時には、作用がないはずです。必要な水素濃度に関しては、各々の症状に対して水素の必要量は違ってくるはずです。同じ症状でも重症のほうが、高濃度の水素が必要だと考えるのが自然です。水素ガスなら1%～3%のガスを吸う、水素水なら0・5ppm～0・8ppm以上の水素水を飲用すればよいと予想されます。

水素の効果はなぜ持続するのか？

もうひとつの疑問は、水素水を飲むと1時間くらいで、水素が呼気として外に出されてしまうのに、水素が体内からなくなっても、水素の効果は1日くらい残るのはなぜかというものです。

それを解決するためには、長い間頭を悩まされました。

短時間で水素が作用する場合は、水素が直接に活性酸素を消去することで説明できるのですが、**水素水の飲用の場合は、間接的な作用を考えないと説明できません。**前にも説明したように、水素は、抗酸化作用だけでなく、炎症抑制効果、アレルギー抑制効果、細胞死抑制効果、エネルギー代謝促進効果など多様な効果を示すことが明らかにされました。どのようにして、水素はこのような作用をするのかを解析することになります。

水素が細胞内に取り込まれると細胞内の情報伝達機構に変化を生じさせることがわかりました。細胞では外からの情報を細胞内の代謝や遺伝子に働きかける作用などを調節する機構があるのです。水素の場合も、その情報伝達機構を介して、ついには遺伝子に作用して、**様々なホルモンなどの物質を増やしたり、減らしたりすることがわかりました。**

ホルモンは微量でも血流にのって様々な臓器に到達し、細胞の外から作用して、細胞の中の状態を変化させます。

つまり、水素は間接的に様々なホルモンを増やしたり、減らしたりして、全身に作用することになります。**いったんホルモンを増やしたり減らしたりすることによって、そのホルモンの影響がしばらく続くことになりますから、水素によって始まった作用が、水素がなくなった後も半日から1日くらい続くことになります。**

脳神経に作用するグレリンと水素の関係

もう少し具体的な話をしましょう。

今までわかってきたことは、水素水を飲むと**胃からグレリンというホルモンが出て、**脳神経を護ったり、副交感神経系を優位にしたりすることです。最近は、グレリンがミトコンドリアを活発にすることもわかっています。

水素ガスを吸った時には、水素は脳まで達するのですが、水素水を飲んだ時には、脳まで届く水素は減少します。水素水を飲んだ時には、脳に水素を含んだ血流が到達する前に肺を通過しなくてはならないので、呼気として排出されてしまう水素があるからです。

脳では低濃度の水素が脳を護るという不思議とも思える現象は、胃からグレリンとい

うホルモンを分泌し、グレリンが脳神経に作用することで説明できるわけです。九州大学からのプレスリリース（P.136）をご覧ください。

つまり、水素が直接的に脳を護るのではなく、水素が間接的にグレリンなどのホルモンを増やして、脳を護ってくれるのです。

一方、水素ガスを吸った時には、肺で水素が満たされた血液が脳に達することになりますので、直接的な効果も期待できます。

水素が炎症を抑制する理由とは？

水素には炎症を抑える作用があります。**炎症は、炎症を起こす炎症性サイトカインという一群のホルモンのような物質が免疫細胞から放出されることで加速されます。水素は、その炎症性サイトカインの合成を抑えるのです。**炎症性サイトカインは血液内にいる免疫細胞から発せられ、全身を巡ります。

血液中の水素の濃度が10μM程度になれば、血液にいる免疫細胞から放出される炎症性サイトカインを抑えるので、余分な炎症を抑制することになります。この水素濃度は水素水を飲むことによって達する濃度です。この炎症性サイトカインは全身に作用しますので、全身の炎症が抑制されることになります。

一過性に水素濃度が上昇すると、炎症性サイトカインの合成がしばらくの間、抑制されるので、水素が体内からなくなった後でも、炎症を抑制する効果は続きます。

最近は、慢性の炎症が注目されています。**老化の原因のひとつに、慢性的な炎症が挙げられていますので、水素が老化を抑制するのも説明ができます。**

自己免疫疾患の改善にも炎症を抑制することが大切です。

大きな事故などで多臓器が重症になった時の、多臓器疾患では過度の炎症によってショック死を起こすことがよくあります。**このショック死も多量の炎症性サイトカインの分泌が原因**です。このような場合の救急の炎症では、水素水を飲ませるのではなく、水素ガスを吸わせたほうが適しているでしょう。

水素は間接的に様々な遺伝子に作用する

次に、水素がエネルギー代謝を活発化させるメカニズムの解明です。

エネルギー代謝を活発にするホルモンもあります。その中のひとつにＦＧＦ21というホルモンがあり、肝臓や筋肉から分泌されます。水素によって、ＦＧＦ21というホルモンが多く肝臓から放出されるようになるので、たとえ脂肪細胞に水素が到達しなくても、筋肉のエネルギー代謝を促進したり、脂肪細胞の脂肪を利用できるようにするのです。同時に脂質代謝を司る一連のミトコンドリアの酵素が増加します。この場合は、水素の補給によって一過性に増えるのではなく、2週間程度の水素水の飲用が必要になります。

また、水素はNrf2という酵素を増やしたり、活性化させることによって、間接的に抗酸化作用を持続させます。Nrf2は、抗酸化作用酵素を増やす働きがあるので、水素がなくなった後でも、Nrf2が働き続けて抗酸化作用を持続させることができるのです。

現在までに発見されているホルモンや酵素だけでなく、水素によって増えたり減ったりするホルモンや酵素が今後発見されるでしょう。

このように、**水素は間接的に様々な遺伝子に作用し、様々なホルモンや酵素などの量を調節することによって、多くの効果**を示すことができるようになります。

大切なことは、水素が体内になくなった後でも、**水素の効果は半日から1日くらいは持続する**ということです。

次第に明らかになるそのメカニズムとは？

次の問題が最難問です。では、**水素はどのようにして様々な遺伝子に働きかけるのでしょう？** 細胞内には遺伝子に働きかける因子がたくさんあり、それらが互いに作用しあって、遺伝子の作用を調節しています。

でも、水素がそれらの因子に**直接作用**することは、化学的な観点やそれらの因子の構造を考えると、ありえないはずです。

ここでも、**ありえないはずなのに、現実には起きているメカニズムを解明**しなくてはなりません。

水素は、活性酸素のヒドロキシルラジカルを消去しますが、それだけでなく、活性酸素によって連鎖的に引き起こされるフリーラジカル連鎖反応に介入して、脂質の一部の構造を変化させます。これは、**脂質メディエーターと呼ばれ、最新の医学研究では脂質の切れ端のような物質が情報源となって、細胞内の遺伝子に働きかけるようになることがわかっています。**

フリーラジカル連鎖反応は、ラジカルを受け取った物質が次の物質にラジカルを渡して、次々にラジカルが伝えられる連鎖反応です。

ここで、水素がヒドロキシルラジカルを直接消去して細胞を護るという直接的なメカニズムだけでなく、そのフリーラジカル連鎖反応に介入して新しい物質を作り出し、その物質が細胞内の情報伝達を変化させ、**間接的に遺伝子にまで働きかけるというメカニズムが解明されました。**

水素は、不活性であるが故に、活性酸素がない時は効果を発揮できないはずです。しかし、フリーラジカル連鎖反応が進行している時には、1％くらいの低濃度でも効果を発揮することができます。このメカニズムの解明によって、従来説明できなかった水素の効果の多くが説明できるようになりました。

今後の期待「too good！」のわけ

水素は、このようにして様々な遺伝子の働きを調節しますが、特に明確になったのは、NFATという転写因子の活性を低下させることによって生じる変化です。転写因子というのは、遺伝子に直接働きかける因子です。

ＮＦＡＴの活性を低下させる医薬品にサイクロスポリンＡなどがありますが、これらは免疫抑制剤として使われています。水素は免疫抑制剤に似た効果を示すメカニズムが謎として残されていましたので、今後は水素を免疫抑制剤の一部として使用できる可能性も生じてきました。

また、ＮＦＡＴは、高血圧、骨粗鬆症、心筋肥大、血管収縮、炎症、アルツハイマー病、パーキンソン病、がんとの関係が注目されている転写因子ですのでＮＦＡＴを通じて水素の多彩な効果を説明することが可能で、水素の応用面も大きくなると期待されます。

重要な点は、**フリーラジカル連鎖反応が生じている時に、水素が作用する**ということです。フリーラジカル連鎖反応が生じているのは、何らかの不調がある時です。**フリーラジカル連鎖反応が生じている時に、水素が作用するということは、悪い部位に悪い時だけ効果を発揮するということを示唆**しています。

従来の医薬品は、過剰な効果を発揮してしまうため副作用が生じることがあるわけですが、水素の場合は、正常になるとフリーラジカル連鎖反応がなくなって、効果がなくなります。この考え方は、**副作用を生じさせない医薬品の開発に新しい概念を提出した**ということもできます。

このようにして、1%~3%という極めて低濃度の水素ガスの吸引によって水素が効果を発揮するメカニズムが解明されました。1%~3%の水素ガス濃度は爆発限界以下ですので、安全に使用可能です。

水素が医薬品として、水素発生装置が医療器具として承認されるためには、分子機構の解明が必須ですので、メカニズムの解明は非常に重要な意味を持ちます。

COLUMN 5

脳神経を護るグレリンという ホルモンと水素水の関係

水素水が脳を護るメカニズムの研究発表に関しては、九州大学がプレスリリースをしています（２０１３年11月25日）。

〈分子状水素（水素ガス）は生体において様々な保護作用があることが報告されています。我々は以前、パーキンソン病モデルマウスにおいて、水素水の長期飲用が中脳黒質・線条体におけるドパミン神経細胞・神経線維の脱落が顕著に抑えられることを報告しましたが、その作用機序については不明でした。低濃度の水素水でもドパミン神経の保護作用が発揮されることが疑問点でしたが、今回、千葉大学大学院医学研究院薬理学・中谷晴昭教授および九州大学生体防御医学研究所・客員准教授を兼ねる松本明郎准教授のグループは、水素水飲用によって、胃のアドレナリン性ベータ1受容体を介して、神経保護作用が報告されている消化管ホルモン・グレリンが放出されることを発見しました。九州大学薬学研究院病態生理学分野（野田百美准教授）および九州大学生医研脳機能制御学・ヌクレオチドプール研究センター（中別府雄作主幹教授）のグループは、グレリン受容体阻害剤およびベータ1受容体阻害剤の投与によって、水素水によるドパミン神経保護作用がキャンセルされることを証明しました。

胃において水素水はグレリンにシグナルを変換することにより脳に対して十分な強さの保護効果をもたらすことができると考えられ、吸入では効果がなく、腸管内での細菌由来の産生を増大させても効果がないということれまでの報告にも矛盾しない結果が得られました。〉

グレリンは、成長ホルモンの分泌を促したり、副交感神経系を優位にしたり、ミトコンドリアを活性化する役割など、様々な働きがあります。水素が、ひとつのホルモンの分泌を促進することで、さらに多様な働きを促すことがわかります。

COLUMN 6

水素関連医学論文の質――インパクトファクターとは何か？

水素医学関連の論文は多くなってきて、だんだん正確に把握するのが難しくなっていますが、関連論文は500報をゆうに超えたと思われます。

論文の質は一概に言うのが難しいのですが、どれだけ影響を与えたかという指標として「引用数」が挙げられます。私が『Nature Medicine』に発表した論文の引用数は、現在650です（Scopusのデータベースによる：2017年1月現在）。新しい分野を切り開いた論文としては9年間で引用650以上は極めて多い引用数で、ノーベル賞クラスと言われるくらいです。

水素医学の論文全体の質の指標は、発表された学術誌のインパクトファクターで表すことができます。大雑把に言えば、対象となる学術誌全体の論文数に対して2年間に引用された数を発表論文数で割った数値です。水素医学の最初の原著論文320報に発表された学術誌の平均インパクトファクターは3・5だそうです。

インパクトファクター平均が3・5と言われても専門外の方はピンとこ

ないと思いますので日本で発行されている学術誌と比較してみます。日本で発行されている英文雑誌のうちインパクトファクターが算定されているのは、246誌で、上から8番目は『Cancer Science』でインパクトファクターは3・896、上から9番目は『Science and Technology of Advanced Materials』でインパクトファクターは3.433。インパクトファクター3・5は、日本で発行されている英文学術誌で、インパクトファクターがついている雑誌の上位3%～4%にあたるということになります。ちなみに全世界の20万誌のうち、インパクトファクターが出ているのは1万1698誌で、5%にすぎません（http://the.nacos.com/pdf/impactfactor.pdf 参照）。この数字をあてはめると、水素医学論文の平均は、日本の学術誌の上位0・15%～0・2%ということになります。

私自身、この平均インパクトファクター3・5を聞いて、この大きさに正直驚いたくらいですから、かなり質の高い信頼性のある英文論文が多数出されていると言えます。

COLUMN 7

ちょっと難しい話――炎症を抑制するメカニズムの詳細

水素が炎症を抑えるメカニズムは単純ではありません。このすべてのステップを理解するのは専門家以外には難しいと思いますが、専門家のために専門用語を使って以下のように説明させてください。水素が間接的に遺伝子の作用を変化させ、炎症を引き起こすサイトカインの合成を抑制するのは、多くのステップを必要とすることを理解していただければと思います。

正常な場所では、活性酸素が引き金となる脂質フリーラジカル連鎖反応がないので、水素の効果は発揮されません。病的状態から正常な状態に戻った時も、同様に水素の効果はなくなるので、過度に水素が作用することはありません。このメカニズムによって、副作用の心配がないことを説明できます。

（a）水素が存在しない時（何らかの病態時）

細胞内で何らかの異常が生じると活性酸素が発生して脂質フリーラジ

カル連鎖反応が生じる。それによって、脂質メディエーターが生じて、Gータンパク共役レセプターの一種に結合し、カルシウムチャンネルが開く。カルシウムの上昇によって、カリシニューリンを活性化し、脱リン酸化されたNFATが核へ移行し、炎症性因子などの遺伝子を転写して、炎症を継続させる。

(b) 水素が存在する時（何らかの病態時）

水素が存在すると、細胞内で何らかの異常が生じて発生した活性酸素による脂質フリーラジカル連鎖反応を変化させる。何らかのメディエーターがGータンパク共役レセプターの一種に結合し、逆にカルシウムチャンネルが開くのを抑制する。その結果、炎症性因子などの遺伝子の転写が停止して、過剰な炎症を鎮める。

(c) 酸化ストレスがない時、またはなくなった時

活性酸素が引き金となる脂質フリーラジカル連鎖反応がないので、水素の効果は発揮されない。病的状態から健常時になった時も、同様に水素の効果はなくなるので、過度の水素の効果は生じないため、副作用の心配がない。

おじさん臭さと水素

水素によるエネルギー代謝の活性化は、ＦＧＦ21のホルモンの増加ということで説明できますが、すべての現象の説明はできません。脂質代謝を活発にするために、脂質を〝燃やす〟酵素を水素は増やしてくれます。その脂質を燃やす酵素を増やすメカニズムも解明されました。

水素は、フリーラジカル反応を低下させて、過酸化脂質を減らします。ヒドロキシノネナールは過酸化脂質から作られる物質なので、水素は、ヒドロキシノネナールを減少させます。このヒドロキシノネナールは細胞内情報伝達を行なう物質のひとつで、いくつかの経路を経て、ミトコンドリアの脂質を代謝する酵素を増加させます。このようにして、水素は、脂質代謝を亢進するのです。

話は変わりますが、過酸化脂質から生成される物質に〝おじさん臭さ（加齢臭）〟の原因物質があります。この物質は、ノネナールという物質で、同類の物質がヒドロキシノネナールです。このことを類推すると、水素は、〝おじさん臭さ〟も減らしてくれると想像できます。

第5章

水素医学の未来

科学的真実と社会的運用法の混同が混乱の原因

科学的真実は、人間社会の都合で変えることはできません。例えば、地球の自転速度を人間社会の都合で変えることはできないというように。けれども、社会的運用によって時刻を変えることは可能です。米国のようにひとつの国でも、地域ごとに時刻を変えることもできるし、ヨーロッパのように夏時間と冬時間を設定することも可能なのです。最近の水素水に関する議論では、**科学的真実と社会的運用法を区別せずに議論したために、混乱したところがある**ので、整理してみたいと思います。

科学的事実に関して言えば、すでに第2章でお話ししましたように、水素ガスの吸入、水素水の飲用、水素の点滴などによる効果は、すでに動物実験で立証されています。植物にまで効果があるということは、**高等生物に普遍的な現象である**と考えてもいいと思います。

第4章でお話ししたように、メカニズムに関しても、基本的な部分は解明されてきています。現段階で、メカニズムのすべてが明らかになっているとは思いませんが、メカニズムに不明の部分が残されているからといって、効果自体を否定することはできません。**科学的真実は不変です**。社会的理由によって、ある時は正しい科学になり、ある時はニセ科学になるということはありえません。**社会的な要請によって、科学的真実が変えられたり、歪められたりしてはならないのです**。

科学の成果を社会的に応用する時、ヒトを対象とする研究成果が必要です。実際、ヒトを対象とした臨床試験も行なわれており、論文が出されています。水素の高等生物への多機能性効果は、動かすことができない科学的真実の領域に達しており、ヒトに対しての効果も有望です。

社会的運用のルール

この科学的真実を社会へ応用する場合には、科学的事実を基盤として、同時に**社会的運用のルールを守らなくてはなりません**。

少なくとも日本の法律の「医薬品、医療機器等の品質、有効性及び安全性の確保等に関する法律（薬機法）」では、**商品の販売者が効果・効能を標榜して販売するためには、**

医薬品として公に承認されることが必要です。

また、景品表示法や健康増進法の法律もあり、みだりに効果・効能を標榜したり、誇張をしてはいけないことになっています。

医薬品として承認されるためには、その手順が決められているので、**いくら効果・効能がある場合でも、その手順を踏まなくては、医薬品としては承認されず、販売者が効果・効能を標榜することはできない**のです。

逆に言えば、たとえ医薬品として承認される手順までいたっていない、あるいは経済的理由によってその手順を踏めないからといって、**科学的真実の効果・効能自体が否定されるわけではない**のです。

同時に、第三者が科学的事実について、学術的に議論するのは自由ですし、啓発活動も自由です。

健康食品（特定保健用食品、栄養機能食品、機能性表示食品）の場合も、同じです。**水素ガスや水素水が健康な人（疾病に罹患していない人）に対して効果があるという研究結果があるからといって、販売者が手順を踏まずに効果・効能を示唆して販売してはなりません。**

水素は、すでに既存食品添加物として承認されており、承認した当時の厚生労働省局長の言によれば、「**水素水は食品として販売することに何ら問題はない**」となっています。

ただ、現段階では、水素ガスと水素水は、医薬品としても健康食品としても公に承認されていないので、販売者が効果・効能を標榜することも、示唆して売ることもできないのです。

第2章で「『効果がある』のに『効果がない』?」と私が指摘したのは、このことです。**私が水素の効果を肯定するのは科学的真実の議論であり、販売者が水素の効果を標榜してはならないというのは社会的運用ルール**です。

医薬品としての水素ガスの可能性

これから先は、水素の研究とともに、社会的に利用されるにはどうしたらよいかについて、話を進めたいと思います。

まず、医薬品です。効果・効能を標榜するには、医薬品として承認される必要があります。

近い将来、**水素ガスと水素ガス発生装置は、それぞれ医薬品と医療器具として承認され、実際の治療に貢献することは可能**だと期待しています。

対象は、心筋梗塞、脳梗塞、心肺停止などの救急医療の現場で、水素ガスを吸入する治療に適用されることが期待されます。

これらは、**虚血再灌流障害と呼ばれる障害**で、血流が停止した後に、血流が流れる時に、活性酸素が多量に発生することが主な原因です。

手術時や臓器移植などにも適用可能になりうるでしょうし、造影剤の副作用、血液透析にも適用できれば、**多くの医療に利用される可能性があります**。

すでに、患者さんを対象として先導的臨床試験は行なわれており、良好な結果が出ているので、水素ガス吸入が実際の医療に使われる可能性は低くないのです。

新規の医薬品は、現在使われている医薬品よりも顕著な効果を示すことが求められます。

特に、**心肺停止蘇生時の水素ガス吸入治療が認められれば、水素の顕著な効果が公に認められることになります**。この治療では、命を護るだけでなく脳も護るプロジェクトですから、寝たきりになったり植物状態になったりすることを防ぐことを示します。つまり、**ほかの医薬品や治療法ではどうしても達成できないことを水素がやってくれることを示すことができる**ので、波及効果は大きいと期待しています。

健康保険適用の医薬品として承認されないと、何かあった時に医師の責任が問われる可能性があります。医学的論文が発表されたからといって、医師が使って何か事故があった場合は医師の責任になります。

医師が安心して治療にあたるには、健康保険適用の医薬品として承認されることが必要なのです。また、健康保険適用医薬品に承認されないと患者さん側の経済的負担も大きくなってしまいます。

水素が医薬品になっていない最大の理由とは？

水素の議論の中で、**「効果があれば自動的に医薬品となる」という誤解があります。**「水素に効果があるなら、もうすでに医薬品になっているはずだ」という議論です。医薬品は、製薬会社が厚生労働大臣に申請して、厚生労働大臣が承認して、はじめて医薬品となります。

私は、今まで多くの製薬会社の人と長時間にわたって話をしてきました。

医薬品にならない大きな理由は、**水素は誰でも安価に作れる**ことです。誰でも安価に作れるということは、**利益が少なくなるので、逆にどの会社もやらないことを意味します。**

具体的な費用として、**新たな薬を開発する場合には数十億〜数百億円かかる**といわれています。医薬品開発の期間と費用のアンケートによる実態調査では、基礎研究部分を除いて臨床試験で平均50億円程度、平均1000人の被験者が必要とのことです。

この金額からもわかるように医薬品の開発はとても難しく、多大な時間と膨大な開発費を要するのです。病院に行くと当たり前のように処方される薬は、多額のお金をかけて研究し、多くの研究者と医師の努力によって開発されたものなのです。

さらに、**心配なのは原料としての水素は安い**ので、医薬品の公定価格（薬価）が高くならない心配があります。安いほうがいいのではないか、と思われる人も多いでしょうが、**安くて儲からないとなると手を出す会社が出てこなくなってしまう**ということになります。

安く手に入るということが、水素を医薬品にすることを困難にする原因となってしまっています。

研究者は製薬会社のお金の心配までするな、と言われそうですが、現実問題を解決していかないことには、研究成果を実用化できないのです。

水素は物質特許の対象にはならない

水素は物質としては既知のものです。そのため、水素自体は新しい物質ではないので**物質特許の対象になりません。**

特許は、物質特許のほかに製法特許や用途特許（効能特許）があります。製法特許については、様々な新しい方法を考えだせば特許が成立されるはずですが、ほかの方法でも同じものを作ることができるようになれば、その特許で権利を守ることはできなくなります。

実は、水素の効果・効能については、特許庁の審査官から、「水素に抗酸化作用があるのは当たり前」という判断をされてしまいました。さらに「水素は病気の治療に使えるのは、誰もが考えられる当たり前のこと、つまり進歩性なし」とされて、特許が成立しません。やっと成立したのは、かなり限定された効果のみです。

もしも社会貢献をしたいという方が現れて、水素を医薬品にするための資金を50億円くらいポンと出してくれたらいいな～と夢見てしまいます。**世の中、大金持ちは少なくないですから、このようなお金の使い方はどうでしょうか？　と呼びかけたい気持ちです。**

水素ガスを医薬品にする試みはそれでも続く

水素ガスが医薬品に認められれば、水素ガス発生装置が医療器具として認められる可能性が出てきます。

また、水素ガスを溶かした点滴液を医薬品とする方法も可能性があると考えています。しかし、この場合も、点滴液は非常に安価で、水素が入った点滴液にどのくらいの薬価がつくかも心配です。

医薬品が安価であればあるほど、医療費は安くなって社会のためになるように思えるのですが、**ここでも安価であることが障害になってしまうのです**。何というジレンマでしょう。

特に、**日本では薬価は原料費を基準に決められる傾向がありますから**、水素にとっては、開発費に見合った利益を得ることが難しいという観点から、不利な状況です。

それでも、水素ガスを医薬品にする試みが続けられています。製薬会社がやってくれないなら、ボランティア精神で、医師が主体となって、医薬品にするための臨床試験（治験といいます）をするのです。これが、**医師主導型治験**です。

以前、私はある本を出版する時、「医師主導型治験」を「医師死亡型治験」と表現して書いたことがあります。担当医師が死にそうなくらい**医師主導型治験は、大変だという意味を込めています。**

厚生労働省の先進医療Bに承認された水素吸入治療法

実は、水素医療では医薬品として承認されることを前提とした試みが始まっています。**水素吸入治療法が厚生労働省の先進医療B**として、２０１６年11月30日に承認されました。

国内では毎年13万人が心停止状態になり病院に運ばれていますが、回復しても脳細胞がダメージを受け、寝たきりになったり、言葉が十分に話せなくなるなどの後遺症が残るケースが少なくありません。

心肺停止後の蘇生後に患者に水素ガスを吸入させ、**生命を護り、さらに脳機能を護る**ことで、社会復帰を目指す革新的な治療法として期待されます。

先進医療とは、厚生労働省の先進医療技術審査部会によって、有効性・安全性・必要性などが厳しく審査され承認されるものです。特に、先進医療Bは、先進医療Aよりも厳しく審査され、「医療技術の安全性、有効性等に鑑み、その実施に係り、実施環境、技術の効果等について特に重点的な観察・評価を要するものと判断されるもの」です。先進医療は、**将来的に健康保険適用の医薬品として承認されることを前提として開発段階の治療**が行なわれるもので、水素が医薬品として承認され、実際の医療に使われる道が大きく広げられました。先進医療の段階では、水素治療の部分以外では健康保険を使うことが可能になります。

水素ガス濃度は、安全な2％を使用し、15以上の医療施設、３６０人の患者を対象とする予定で、本格的な医療研究となります。

水素医学は、一歩一歩着実に前進しています。関係者のご努力に最大限の敬意を表したいと思います。

先進医療について、厚生労働省の先進医療の担当官と相談したことがあるのですが、「せっかく日本で見つけた水素の効果なのですから、海外の製薬会社ではなく国内で開発するように努めてくださいね」という助言というか、要望でした。**がんばれニッポン**です。

医療器具としての安全な水素発生装置の開発が急務

水素ガスを発生させ吸入するという医療器具の開発も大切です。この場合、安全だということが絶対条件です。

水素の論文が出た当初、医療器具会社の方に相談したことがあります。

「太田先生、水素医療は、素晴らしいですね。でも、水素ガス発生装置の医療器具が開発されて、世界中で使われるようになっても、水素には潜在的に爆発性があるので心配ですね」と躊躇されてしまいました。

それでも、**医療器具としての安全な水素発生装置の開発は進められています。**

最近は、水素ガスを吸う器具が家庭用やサロン用にたくさん市販されています。水素ガスは4％以上になると、爆発の危険性があることをぜひ忘れないでください。

あるエステサロンで、水素ガスを吸入させていると宣伝しているところを見つけたので、水素ガスの発生量を測定させていただいたことがあります。

測定の結果、ほとんど水素は発生していませんでした。サロンの経営者は、この高額な装置に不当な金額を取られたことは間違いないのですが、爆発の心配はないと、安心した妙な気持ちでした。

水素ガスを発生する装置で、日本で医療器具として承認されたものは、現在は存在しないので、水素ガス発生装置の安全性には十分気をつけていただきたいと思います。

ちゃんとした水素水商品は臨床試験にも使われている

では、次に水素水です。

まず、「はじめに」で整理した問題点「水素には効果があると認めるけれど、商品には効果はないと考える人へ」の答えです。

市販の水素水には、十分水素が入っているものと、ほとんど水素が入っていないもの、水素が全く検出されないものなど様々です。水素水生成装置も玉石混交です。

週刊文春（2016年8月3日号）や国民生活センター（2016年12月15日）では、水素濃度を測定して公表しています。この調査の対象となった商品は、ごく一部ですので、この測定対象とならなかった商品でも良い商品もありますし、そうでないものもあります。全く水素が検出されなかったペットボトル入りの商品もありました。

全体的には、水素濃度は年々高くなっていますし、水素を保存する技術も格段に向上

しています。

また、「水素医学の研究は認めるけれど、水素商品は全部ダメ」という人もいるのですが、基礎研究にも臨床試験にも、市販されている水素水商品を使っているところが多いのです。**市販品が全部ダメなら、現実的には研究は成り立ちません。ちゃんとした水素水商品は研究にも用いられ、ちゃんとした結果が出されています。**

インチキ商品と区別しなくてはならないところが頭の痛いところです。

水素水を医薬品にすると保険制度が崩壊!?

水素水の議論に、水素水の健康効果をもっと研究して、水素水も医薬品にして効果・効能を堂々と標榜して販売すべきであると強調する人がいます。

過日、厚生労働省の重要人物と話をした時に、「日本の誇るべき健康保険制度は何としても、守らなくてはならないので、水素水は医薬品にしないでください」という要望が出されました。

「水素水の健康に及ぼす効果については理解していますが、水素水が健康保険適用の医薬品になったら、**健康保険制度が崩壊してしまう**」という理由です。

例えばという仮定の計算をしてみましょう。もしも、開発費を上乗せして５００ミリリットルの水素水が１０００円になっても、３割負担なら３００円で、現在の価格よりも安く一般の方は購入できることになります。しかし、７００円分は健康保険が負担しなくてはならなくなります。**健康保険が負担する金額は膨大になるでしょう。**

「病気の予防」と日本の制度が抱える課題

我が国は、超高齢社会に突入し、「待ったなし」の状況です。あるゆる手だてを考えて緊急に対応しなくては社会が崩壊してしまいかねません。

対処しなくてはならないのは、高齢者の医療費です。この医療費を少なくするために、特に大切なのは「**病気の予防**」であることは、誰もが認めることだと思います。今後は、病気を治すことから、病気を予防することに力を注がなくてはなりません。

予防効果を明らかにするのは、治療効果を調べるよりも難しく、研究方法も決まった手順はありません。

多くの病気の予防には、水素水が大きな貢献をすると私は考えています。特に、水素には多くの病気の予防効果があることが動物実験で明らかにされていますので、**水素水**

で多くの病気の発症リスクを低減することを期待しています。

食は健康な人用、薬は病気の人のための治療用？

水素水の予防における役割をお話しする前に、現在の我が国が考慮しなくてはならない課題と現状を最初に考えたいと思います。

日本の制度は、口に入るものは、何であれ、食品か医薬品のどちらかに分類するという考えに基づいています。

人間は、健康な人と病気の人に区分されます。「食」は健康な人用、「薬」は病気の人のための治療用と区分されています。これは、**食薬区分という基本的な考え**です。

しかし、特に慢性の病気では、昨日までは完全に健康で、今日になって急に病気になるのではなく、次第に進行するものです。健康と病気の境界は、くっきりと分かれているのではなく、連続的なものです。

その矛盾を少しでも解決するように、2015年4月より、我が国では、「機能性表示」が認められるようになりました。機能性表示は、食品でありながら、科学的根拠があれば健康な人の健康増進に寄与できるかもしれないという程度の表示をしてもよいという制度です。

私は、個人的には前進だと今後の運用に期待しています。

しかし、機能性表示では、「疾病リスクの低減に係るものを除く。治療効果、予防効果を暗示する表示はできません」と**予防に効果があると標榜してはいけないのです。病気へのリスクを低減するという言い方でもダメなのです。**

機能性表示食品よりも信頼性が高いはずの特定保健用食品（トクホ）でも、予防効果を目的とするとは標榜することはできません。

「多量に摂取することによって予防の効果が高くなったり、疾病が治るわけではありません」が、注意書きにあります。


特定保健用食品の中には、「特定保健用食品（疾病リスク低減表示）」があって、疾病リスク低減＝予防の表示ができる範疇もあります。

しかし、「特定保健用食品（疾病リスク低減表示）」が適用されているのは、葉酸とカルシウムだけで、記載法の以下のような程度にとどまります。

「この食品はカルシウムを豊富に含みます。日頃の運動と適切な量のカルシウムを含む健康的な食事は、若い女性が健全な骨の健康を維持し、歳をとってからの骨粗鬆症になるリスクを低減するかもしれません」

つまり、食品では、超高齢社会で問題となるような病気の予防やリスクの低減を標榜することはできないのが現状です。

がん予防を目指したデザイナーフーズとアメリカ

一方、米国では、がん予防を目指したデザイナーフーズを広めようとしています。

デザイナーフーズとは、1990年にアメリカの国立がん研究所（NCI）によって命名された、がんの予防に効果があるとされる食品群のことです。どのような食品を食べればがんを発症する確率を低くできるのかを検証し、その効果が期待される食品40種類を効果の高い順にピラミッド型にまとめられています。

上から順に、ニンニク、キャベツ、ダイズ、ショウガ、ニンジン、セロリ、タマネギなどという具合です。

一方、日本の国立健康・栄養研究所の「『健康食品』の安全性・有効性情報」を見てみると、ニンニクには、限定的ながん予防の可能性は記載されているものの、キャベツは項目としての掲載すらされていません。ダイズに対しては、「ヒトでの有効性については、閉経前後の女性における骨粗鬆症の予防や更年期障害の低減に経口摂取で有効性が示唆されているが、さらなる検証も求められている」。ショウガでは、「有効性については、消化不良と乗り物酔いに対してドイツのコミッションEモノグラフ（薬用植物評価委員会）がその使用を承認している」。

ニンジンでは、「ヒトでの有効性については信頼できるデータが見当たらない」。セロリでは、「ヒトでの有効性は十分な情報が見当たらない」。タマネギでは、「ヒトでの有効性については信頼できるデータが見当たらない」と、**相対的に否定的な見解が述べられています**。

このような状況から見て、我が国では、**全体的に予防に対しては消極的**という印象を受けてしまいます。「あれもダメ、これもダメ」というのが我が国の国民性なのでしょうか？「これが、いいかもしれない。この可能性がある」とは、考えられないのでしょうか？

予防効果を明確にすることの難しさ

では、予防効果を誰からも文句が出ないように確実にするためには、どうしたらいいでしょうか？

「健康な人も何らかの病気を予防するために、健康法の一環として水素水を摂取すべし」、という最終的な結論を出すためには、水素水を飲み始めの時点で健康な人が、その後どのような病気になるか、水素水を飲まない人と比べてどうか、といったことを**長期にわたって追跡調査しないと最終的な結論を出すことはできません**。

予防効果を明確にすることはいかに難しいかを示す例として、国立がんセンターから発表された疫学調査の結果（２０１６年９月）を紹介しましょう。

〈国内10地域に住む40歳～69歳の男女約10万人に、コーヒーを飲む頻度など習慣を聞き、その後約20年にわたり経過をみて、コーヒーの脳腫瘍の発症を予防する効果を調べた。年齢や喫煙歴などの様々な影響を取り除き、脳腫瘍のリスクを調べた。その結果、１日３杯以上飲む人は、１杯未満の人に比べて、統計的に95％確かな範囲では、脳腫瘍の発症リスクが２％～78％低かった。（中略）緑茶についても同様に調べたが、予防効果は見られなかった〉（太田訳／『Int J Cancer. 2016;139:2714-2721』）。

つまり、ある程度信頼できる結果を得るには、これだけの大規模で長期にわたる調査が必要だということです。しかも、わかったことは、95％の確率で、脳腫瘍のリスクを下げる確率は、2％かもしれないし、78％かもしれないということです。

風邪をひく前に風邪薬を飲む人はいない？

「風邪をひく前に風邪薬を飲む人はいない」と言われます。確かに、熱が出る前に解熱薬は飲みませんし、咳が出る前に咳止め薬は飲みません。これらの薬はとりあえずの症状を鎮めるので症状が出る前には飲まないのが当然です。これは対症療法だからです。

つまり、一般的に対症療法では、病気になる前に、出るかもしれない症状に対応する薬を飲むことは普通ありません。別の言い方をするなら、**対症療法では予防効果は期待できない**ということになります。

ところが、インフルエンザの薬としてオセルタミビルリン酸塩（製品名『タミフル』）が登場しました。これは、原因となるインフルエンザウイルスの増殖を抑制する薬です。これは、原因療法の薬です。この薬は、インフルエンザの治療薬に承認されているだけでなく、インフルエンザの予防としても限定的ですが、処方可能です。つまり、風邪をひく前に風邪薬を飲むということです。

対症療法の医薬品には予防効果はありません。しかし、**原因療法の医薬品は治療効果だけでなく、予防効果も期待できる**ということです。

私が目指している水素医学は病気の治療とともに病気の予防を目的としています。

動物実験で、水素が多様な疾患モデルに治療と予防の効果があるのは、**生命の根本に作用する力がある**からだ、と感じています。特定の病気だけを予防するという予防薬なら、非常に多くの種類の予防薬を飲まなくてはなりませんが、**水素は多くの病気のリスクを低減できる可能性がある**と考えています。

将来的にも、日本の医療費を抑えるためには、**予防が何より大切**です。多くの病気の予防に水素水が使えるようになったら、素晴らしいことです。

しかし、**動物実験では多くの慢性疾患への予防効果がすでに認められているけれど、ヒトに対して、これから検証するには長期の時間と膨大なお金がかかります。誰もが納得する結論をすぐに出すのは、ほとんど不可能**です。

予防を目的とした医薬品は高価すぎる!?

病気の予防を真正面から目的とした医薬品として承認されるためには、長期にわたる治験が必要になり、治療薬よりも膨大な開発費が必要とされます。その**予防薬開発の経費は、消費者に跳ね返ってくるでしょう**。

病気を予防することによって医療費を何とか軽減しようと思っても、**予防を真正面から標榜する医薬品があまりに高価では、超高齢社会への対応としては不適切です**。

水素水の場合も、真正面から予防を標榜する医薬品にしようとすると、同じような問題に直面するでしょう。さらに、水素水の場合は、予防効果を謳う高価な医薬品と、同じ水素を含む清涼飲料水が共存することになるでしょうから、高価な医薬品は売れるはずがありません。

医薬部外品の中には、脱毛や体臭などに関して限定的には予防を謳うことができるものや「滋養強壮、虚弱体質の改善」という分類もあります。

セルフメディケーションの考え方では、病院に行かずに一般用医薬品（いわゆるOTC医薬品）の使用などで、自ら体調の管理を行ない、病気にならないように予防することが提唱されています。

しかし、**超高齢社会の問題を克服できるような多様な病気の予防を真正面から目的として標榜できるものは、医薬品にせよ食品にせよ、我が国には、ないと言わざるをえません。**

超高齢社会の諸問題を克服するために

そこで、私が提案したいことは、予防効果については、

(1)有害性が動物でもヒトでも長期にわたって認められないこと。

(2)商品として際立って高額ではないこと。

(3)ヒトの病気に近いモデル動物を使った実験で、予防効果がかなりの確率で確かなこと。

(4)ヒトに対して原因治療効果が、かなりの確率で確かな結果があること。

をもって、**社会的に寛容に認めてもよいのではないか、何らかの対応をしてもよいの**

ではないか、ということです。

水素水は、清涼飲料水として販売することには何の問題もないのですから、現在は自己責任で飲むことができます。

予防効果を実証するには、10年〜30年かかるというのは従来の方法によって検証するからです。**ビッグデータを活用すれば、もっと早く、より確実な結果が出る**かもしれません。

現行制度では、予防効果が科学的に明らかにされた段階になっても、医薬品とならないかぎり、販売者が効果・効能を標榜することはできません。次善の策として、**病気の患者・家族の会やNPO法人などが、啓発活動することによって水素水を社会に広めることになるかもしれません。**

30年後に、「やっぱり、水素水は有効であることが示された」「これから、利用して病気を予防しよう」というのでは、**遅すぎる**のではないでしょうか？

超高齢社会の諸問題を克服するために水素水は大いに貢献するでしょう。その貢献を可能にするには、様々な方面から叡智を結集することが必要であると、再度強調したいと思います。

水素水には「公的な定義がない」？

2016年12月15日の国民生活センターが発表した内容のタイトルは、「容器入り及び生成器で作る、飲む『水素水』－『水素水』には公的な定義等はなく、溶存水素濃度は様々です－」。

ここでいう「公的な定義がない」とは、どういうことでしょうか？　定義がなければ、どんなに少なくても水素が入っていると主張すれば、「水素水」と堂々と言えることになってしまいます。

私は、効果・効能を発揮できる水素の量を含んでいる水を「水素水」と定義したいと思いますが、実は、ここでも大きな障害が待っていそうです。

水素水は食品です。食品には基本的に効果・効能はないということになっています。効果・効能がないはずのものに、効果・効能を根拠に公的に定義することは可能でしょうか？　ここにも、ジレンマがあります。常識を超える「too good!」ですと、いろいろな困難が横たわっていることになります。

二日酔いへの臨床試験はできない？

私自身の体験や多くの人の体験談によると、水素水は二日酔いの改善に効果を示します。このように書くと「学者なのに研究結果に基づかないで体験談で効果・効能を煽るのは、けしからん！」とお叱りを受けそうです。

現在は、大学であれ市民病院であれ、ヒトを対象とする臨床試験は、倫理審査委員会の審査を受けて、研究内容を事前登録して公表しなくてはなりません。

では、水素水による二日酔いへの効果について、倫理審査委員会に審査申請をしたら、どうなるでしょう？　もし、私が審査委員なら「却下」します。二日酔いを起こさせる場合、急性アルコール中毒になるかもしれません。水素水で二日酔いを軽減できるとしても、そのメリットと研究時のリスクを天秤にかけなくてはなりません。二日酔いを軽減するという目的を達成するには、「飲みすぎないように」と注意を促すほうが現実的です。

効果・効能を明らかにしようとする場合、何でもすべて臨床試験の対象になるわけではないのです。

COLUMN 11

心停止後症候群に対して水素ガス吸入が脳障害を改善する効果を発見

〈慶應義塾大学医学部救急医学教室（林田敬特任助教、堀進悟教授）、同内科学（循環器）（佐野元昭准教授、福田恵一教授）、日本医科大学大学院医学研究科加齢科学系専攻細胞生物学分野（上村尚美准教授、太田成男教授）らの共同研究グループは、心肺停止後に蘇生され心拍再開が得られた後に、濃度1・3％の水素ガスを低濃度酸素吸入下で吸入させることによって、生存率や脳機能低下を改善することをラットにおいて発見しました。

本研究グループは、これまで脳や心臓の血管が詰まって生じる脳梗塞や心筋梗塞に対して、水素ガスを吸入させながら詰まった血管を広げて血流を再開通させると、虚血再灌流障害（血流を再開させた結果、臓器の組織障害が進行する現象）を抑制することによって、脳梗塞や心筋梗塞が軽症化することをラットやイヌを用いた実験で明らかにしてきました。今回、本研究グループは、これまでの研究と比較してより臨床現場の状況に即した条件で検証し、心肺停止後に蘇生され心拍再開が達成された後からの水素ガス吸入によっても、生存率や脳機能低下を改善することをラットにおいて発見しました。

今回の研究結果を応用し、心肺停止蘇生後の患者さんの社会復帰率を改善する新たな治療法として期待されます。また、水素ガス吸入は、現在唯一、同病態に対し有効と考えられている低体温療法と併用可能であり、治療効果の向上および治療の選択肢が拡がる可能性が考えられます。この治療法は濃度1・3%の水素ガスを吸入するもので、爆発等の危険性はありません。〉（2014年11月6日　慶應義塾大学プレスリリース）

なお、この研究成果に基づき、先導的臨床試験を経て、先進医療Bとして、医師主導型治験が開始されました。

おわりに

今まで、水素ガスと水素水がいかに素晴らしいものかを書いてきました。

しかし、何の問題もないかというと、そうでもないのです。

最後に、水素水についての注意事項を挙げたいと思います。

一言で言うと、**水素水に頼りすぎてはダメだ**、ということです。

私は水素の研究だけをしているわけではなく、多くの病気や健康にかかわる研究をしてきました。

その過程で、多くの文献を読み、多くの研究者や医師から直接話をうかがう機会にも恵まれました。

健やかで心豊かな生活を送るためには、しっかりした食生活が重要です。

しかし、総合的に判断すると、どんな食べ物よりも、どんな飲み物よりも、健康を維持するためには、**適度な運動が一番**です。それと規則正しい生活です。

最近は、高齢者の運動能力が向上しています。

これは、健康を維持するためには運動が重要であると広く認識されてきたからだと思います。また、その運動の方法がよく理解されてきたからだと思います。

水素水を飲んでいるからといって、運動もせずに、不規則な生活をし、仕事に無理に無理を重ねてきては、本来の水素水の役目を発揮できません。

確かに、水素水を飲んで「睡眠をとらなくても仕事ができる」という話を私に届けてくださる方がたくさんいらっしゃいます。

でも、水素水があるからといって無理な仕事を続けて、身体を壊したら、それこそ、**水素水の副作用**ということになります。

私にとっての水素水の副作用は、お酒を飲みすぎることです。

以前は、次の朝に仕事を控えている時は、お酒は、特に日本酒の冷や酒は控えなくては、と思っていたのですが、最近は全く気にしないで飲むようになりました。私を含めた多くの人の体験では、水素水が二日酔いを防いでくれるからです。

アンチ水素水の方の中には、**水素水の過度の宣伝によって、健康的な生活が失われるのではないかと心配される**方もいらっしゃいます。

つまり、水素水を飲めば、不規則な生活でも、暴飲暴食でも、大丈夫だと思われては困るということです。これは、正論だと思います。

また、病気にかかった人でも、医師にかからず、自己判断で水素水に頼るというのも、心配です。

病気にかかっても、水素水を飲んでいるから大丈夫と、**ちゃんとした治療を受けずに病気が悪化しては困ります。**

水素が治療に効果があるといっても、水素だけで何でも完治させることができるという意味ではありません。

特に、がんについては年々医療の質が上がっていますので、水素水を飲んでいるからといって正統な治療を受けないのは危険です。水素水を飲めば、がんが治ると期待して、**正統ながん治療を拒否するようなことがあっては、**

水素水が悪者にされてしまいます。

私も、希少疾患の医薬品を承認していただくための研究に携わったことがあります。多くの人の力を結集して、多くの経費と時間をかけて、慎重にも慎重を期して、やっと医薬品として承認されるものです。そのため、医薬品の役割は軽視すべきものではありません。

また、健康食品の開発にも、大変な努力が費やされています。消費者は多種多様な商品から個々の特性を十分に理解し、自らの判断で希望する商品を選択して適切に摂取することが求められています。

最近は、「水素水を飲んでいるのですが……」と医師に相談される方も増えたようです。医師が水素水を処方すれば、混合診療になってしまいますが、患者さん側からの相談なら大丈夫です。医師側も、水素水の正しい知識を得て、きちんと対応していただければ、と願います。

ＥＢＭ（科学的根拠に基づいた医療＝Evidence Based Medicine）は、医療の基本です。ＥＢＭでは、統計的な考え方が基本となりますが、人間の場合では、統計的に意味があっても、**誰にでも当てはまるとはかぎりません。**

そのもととなるひとりひとりの体験を無視しては学問の発展はありません。ひとりひとりの体験談に耳を傾け、その数を集約することで、今まで見逃してきた効果が科学的に証明できるようになり、なぜ、そのような効果が出るのだろうという研究に発展させることができます。

もうひとつ、水素水について注意すべきことがあります。アルミパウチやアルミ缶に入った清涼飲料水として販売されている水素水は、食品工場で作られ滅菌されているので安心ですが、水素水サーバーや自分で作り置きする水素水の場合は、**細菌の混入と繁殖に気を配らなくてはならない**ということです。水素を好む細菌がいるため、水素水は普通の水より雑菌が繁殖しやすいのです。

また、同時に、清涼飲料水として販売されている水素水以外では、不純物の混入も心配です。水素自体の安全性は確認されていますが、商品によっては長期に飲み続けると不純物によって健康被害が生じる可能性も配慮しなくてはなりません。

科学のプロセスでは、最終的な到達点にたどり着くことはなかなかないのです。設定した目標点にたどり着いたら、また新しい疑問点が出てきます。**水素水の効果・効能については「研究段階にある」というのは、誤りではありませんが、研究段階と言っても、全く何もわからないというわけではありません。**

研究段階といっても、どこまで到達したかを理解することが大切です。

現段階では、どのような症状に、どのくらいの量の水素が、いつ必要なのか、までは解明されていません。

しかし、すでに多くの研究成果があるので、何年後かの研究によって、「水素水には何ら効果がなかった」という結論に達することは、まずないでしょう。

どこから見ても文句のつけようのない論文が出てからも、「複数の論文が出ないと確定したことにならない」という批判が出そうですので、前もって、その批判に答えておきます。

最近では、**多施設研究が望ましい**ことになっています。同じ条件で多くの施設で同時に研究を行なうのです。この本の第2章後のコラムで紹介したパーキンソン病や第5章で紹介した心肺停止後、蘇生した患者に対する水素研究は多施設研究で、最も信頼できる方法です。医薬品承認の場合も、少なくとも10施設での**多施設研究が必要なのであって、複数の別々の研究が必要なわけではありません。**

前にもお話ししたように、健康な人が何らかの健康法の一環として水素水を摂取すべし、という最終的な結論を出すためには、水素水を飲み始めの時点で健康な人が、その後どのような病気になるか、水素水を飲まない人と比べてどうか、といったことの長期にわたる追跡調査が必要です。

このような研究によって最終的な結論を得るまで、待つのもひとつの方法でしょうし、ある程度までわかったと思ったら、利用してみるのも選択肢のひとつです。

しかし、超高齢社会に突入してしまった現在、**悠長に待てる時間はもうない**かもしれません。

水素水を科学的に正しく理解して、どのようにしたら健康的な生活に生かしていけるのかを考えてほしいと思います。

最後になりましたが、本書で紹介した研究内容は、私の研究室の研究成果を含めた多くの研究室から発表された研究成果です。本書では、誰がどこに発表したということよりも、その内容自体が大切なので、研究者の氏名や大学の詳細は説明しませんでした。私のブログ（『太田成男のちょっと一言』http://shigeo-ohta.com/）に論文名と掲載学術誌を公表しますのでご覧ください。

太田成男（おおた しげお）

日本医科大学大学院医学研究科細胞生物学分野　大学院教授
順天堂大学大学院医学研究科神経再生医療講座　客員教授

１９５１年、福島県生まれ。

１９７４年、東京大学理学部化学科卒業。

１９７９年、東京大学大学院薬学系研究科博士課程修了。

スイス連邦バーゼル大学バイオセンター研究所研究員、自治医科大学講師、助教授を経て、
１９９４年より日本医科大学教授。

日本分子状水素医学生物学会理事長。国際分子状水素協会理事長。

放送大学講師、日本 Cell Death（細胞死）学会前理事長、
日本ミトコンドリア学会前理事長、ミトコンドリア病患者・家族の会顧問。


著書は『水素水とサビない身体』（小学館）、

『体が若くなる技術』（サンマーク出版）、

『ミトコンドリアの新常識』（ＮＨＫ出版）、

『ミトコンドリアのちから』（新潮社：瀬名秀明氏と共著）、

『ミトコンドリアと生きる』（角川書店：瀬名秀明氏と共著）など多数。

㊟水素水とサビない身体

ここまでわかった 水素水 最新Q&A

2017年3月 6 日　初版第1刷発行
2023年9月25日　　　第4刷発行

著者　太田成男
発行人　大澤竜二
発行所　株式会社小学館
〒101-8001 東京都千代田区一ツ橋2-3-1
電話　03(3230)5890(編集)
03(5281)3555(販売)
印刷所　萩原印刷株式会社
製本所　株式会社若林製本工場

制作　坂野弘明
宣伝　井本一郎
販売　中山智子
編集　宮澤明洋

Printed in Japan ISBN978-4-09-388521-8